NOUVEAU FORMULAIRE MÉDICAL ET PHARMACEUTIQUE.

Autres ouvrages de M. le Docteur SAINTE-MARIE, *Médecin à Lyon, que l'on trouve chez les mêmes libraires.*

I. Des effets de la Musique sur le corps humain, ouvrage traduit du latin de Joseph-Louis Roger, médecin de l'Université de Montpellier, augmenté d'un discours préliminaire et d'un grand nombre de notes. *Lyon*, 1803, in-8.° *Reymann*, libraire, rue St-Dominique.

II. *De morbis ex imitatione, Dissertatio inauguralis.* Monspelii. *Apud* Izarn et Ricard, 1803, in-8.° et in-4.°

III. Observations pratiques sur les maladies chroniques par Joseph Quarin, premier médecin de l'Empereur Joseph II, ouvrage traduit du latin et augmenté de notes. *Paris*, 1807, in-8.° *Crochard*, libraire, rue de l'École-de-Médecine.

IV. Observations sur un fait relatif à la vaccine. *Lyon*, 1808, in-8.° *Ballanche* père et fils, libraires, aux Halles de la Grenette.

V. Remarques grammaticales. Brochure sans nom d'auteur. *Lyon*. Novembre, 1810, in-8.° *Yvernault* et *Cabin*, libraires, rue St-Dominique.

VI. Éloge historique de M. Jean-Emmanuel Gilibert, médecin à Lyon. *Lyon*. Novembre, 1814, in-4.° Chez les principaux libraires de cette ville.

VII. Dissertation sur la pollution diurne involontaire, par Ernest Wichmann, premier médecin du roi d'Angleterre à Hanovre, traduite du latin, et augmentée d'une préface et d'un grand nombre de notes. *Lyon*, 1817, in-8.° *Reymann*, libraire, rue St-Dominique.

VIII. Méthode pour guérir les maladies vénériennes invétérées. *Paris*, 1818, in-8.° *Gabon*, libraire, rue et place de l'École-de-Médecine.

IX. Une séance de l'École d'Enseignement mutuel de Lyon. *Lyon*. Janvier, 1819, in-8.° *Targe*, libraire, rue Lafont.

X. *Sous presse*. Discours sur la littérature du médecin, prononcé dans la séance publique de l'Académie de Lyon du 18 mai 1813.

NOUVEAU FORMULAIRE MÉDICAL ET PHARMACEUTIQUE,

Par ÉTIENNE SAINTE-MARIE,

Docteur en Médecine de la Faculté de Montpellier, Suppléant du Juge de paix au deuxième arrondissement de Lyon, Membre de l'Académie de Lyon, de la Société de Médecine de cette ville, et de plusieurs autres Sociétés savantes et littéraires.

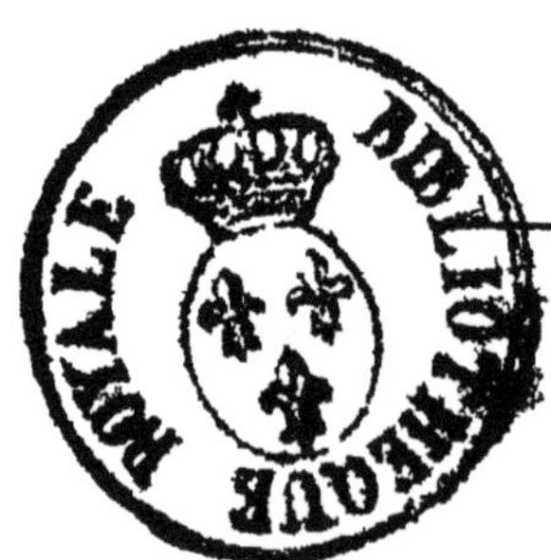

A PARIS,

CHEZ REY et GRAVIER, Libraires;

ET A LYON,

CHEZ CORMON et BLANC, Libraires.

Février 1820.

DE L'IMPRIMERIE DE J. B. KINDELEM.

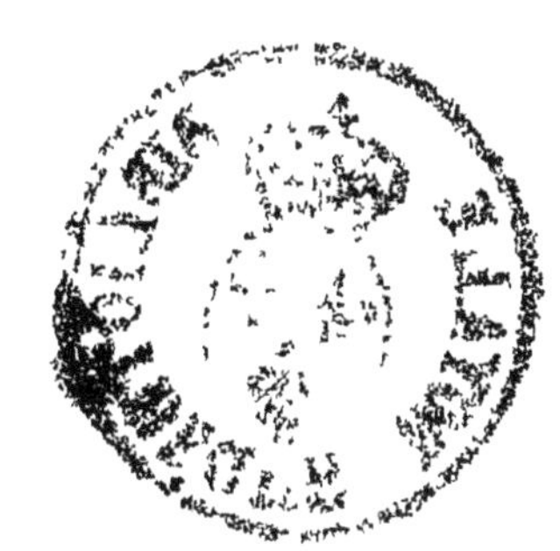

INTRODUCTION.

Nous connoissons, d'une manière encore très-imparfaite, les effets divers des substances médicinales employées une à une, et dans leur état de plus grande simplicité. Serions-nous plus heureux pour les remèdes composés de plusieurs autres, ou élaborés par de savantes préparations ? Aurions-nous, par hasard, des notions plus complètes sur leurs vertus, des règles plus précises pour les employer convenablement ? Non sans doute, et cet avantage n'est pas présumable, si l'on n'arrive, comme il est vrai le plus souvent, à la connoissance d'un remède composé, qu'après avoir passé par celle des médicamens simples dont il tire son origine.

Indiquons d'abord quelques-unes des principales lacunes que nous laissons derrière nous; l'on en remarquera mieux les difficultés du sujet que nous abordons ; et cet aspect de notre entreprise offert de suite au lecteur, en lui montrant dans la science des remèdes quelques intervalles à combler, le disposera plus facilement à l'indulgence que nous attendons de lui.

Nous ne savons pas encore, pour toutes les plantes, l'époque où elles peuvent être cueillies avec le plus d'avantage dans l'intérêt du malade, ou, ce qui est la même chose, pour le but que se propose spécialement le médecin. L'on a dit, d'une manière trop générale, que cette récolte doit avoir lieu lorsque la végétation est dans toute sa force. Cependant il est bien reconnu que les plantes mucilagineuses font exception à cette règle; que la mauve et la guimauve, par exemple, sont plus adoucissantes dans leur adolescence et leur jeunesse qu'à l'époque de leur parfaite maturité.

Et d'un autre côté, quoique la vieillesse des plantes ne soit pas l'âge le plus propre à leur récolte, le principe qui défend de les cueillir alors n'est pas tellement absolu, qu'il ne puisse être quelquefois modifié ou négligé avec avantage. Ainsi, la laitue cultivée offre au printemps un suc abondant, composé en grande partie d'eau et de mucilage qu'anime foiblement un léger principe amer ou narcotique. Mais plus tard, lorsque la plante est montée, comme on dit vulgairement, les sucs se concentrent, le mucilage diminue; le principe narcotique s'exalte; il existe aussi dans une plus grande proportion, et la plante se rapproche alors beaucoup de la laitue vireuse par son effet médicinal.

Il en est des plantes, sous certains rapports, comme des animaux. Un vieux coq et un jeune poulet fournissent à l'eau, par l'ébullition, des principes communs et des principes différens. Le médecin préfère l'un de ces sujets à l'autre, selon la matière dont il a plus de besoin, et qu'il veut plus particulièrement extraire. Il n'est pas permis d'ignorer, comme on le voit, l'époque où les plantes médicinales jouissent de leur plus grande activité. Un exemple, entre mille, suffira pour le prouver. Nous avons à Lyon la plus grande facilité pour nous procurer le suc exprimé de ciguë fraîche (*Conium maculatum*, L.). Cette plante reverdit, toute l'année, dans nos prairies, à une lieue de la ville. Sa végétation est à peine suspendue pendant deux mois de l'hiver. Mais son suc exprimé est bien autrement actif en juin et juillet, époque de sa plus parfaite maturité selon Stoerck (1), que dans les mois de mars et d'octobre; et telle dose qui pourroit être donnée impunément en hiver, produiroit, au milieu de l'été, un dangereux narcotisme.

(1) *De cicuta lib., in operis limine.*

Mais une plus grande difficulté s'offre à nous. L'espèce de plante à employer en médecine n'est pas toujours parfaitement déterminée; et, par exemple, la valériane des officines est assez généralement la petite valériane ou valériane sauvage. Cependant quelques praticiens lui préfèrent la grande valériane (*Valeriana Phu*). De Haën n'employoit que cette espèce dans sa pratique. L'on n'a pas encore des notions bien positives sur les valeurs différentes des différentes espèces de quinquina. L'un préfère le quinquina orangé au jaune comme fébrifuge; l'autre aime mieux le quinquina rouge. Je me suis servi avec un grand succès d'un quinquina gris, parfaitement gris; et qui pulvérisé, ne ressembloit pas mal à la cendre de nos foyers, que feu M. Camille Pernon, négociant distingué de cette ville, avoit apporté en 1803 de Madrid, où il l'avoit reçu en présent du roi d'Espagne. Cette écorce produisoit, à petite dose, des effets fébrifuges très-remarquables. C'est l'espèce qu'on employoit alors dans l'infirmerie royale espagnole.

Les substances les plus simples perdent facilement leurs vertus par leur séjour dans les officines, quelque soin qu'on prenne d'ailleurs de les bien conserver. Les poudres sont surtout dans ce cas. Lorsque j'emploie la racine de valériane en substance contre l'épilepsie et les autres maladies convulsives, selon la méthode de Quarin (1), qui en prescrit depuis deux gros jusqu'à six par jour, ou, selon la méthode, plus hardie encore, de Herz (2), qui en ordonnoit demi-once à la fois, et faisoit réitérer cette dose trois ou quatre fois dans les vingt-quatre heures, j'ai

---

(1) *Animadversiones practicæ. Viennæ* 1786, pag. 25, ou la traduction française que j'ai donnée de cet ouvrage. *Observations pratiques sur les maladies chroniques.* Paris 1807, pag. 29.

(2) J. A. Murray. *Apparatus med. t.* 1. *de Valeriana.*

grand soin de faire pulvériser chaque jour la quantité de cette racine que le malade doit consommer ; et l'on ne sauroit croire combien la vertu de cette plante acquiert d'accroissement et d'énergie par cette simple précaution. Ce n'est pas tout que d'avoir trouvé le remède le plus convenable dans une maladie donnée, il faut encore le présenter au malade dans l'état et sous la forme qui lui conservent la somme entière de ses propriétés.

J'en use de même pour la racine de fougère mâle, lorsque j'emploie contre le ténia quelques-unes des méthodes dont elle fait la base. Je la prescris réduite en poudre, à l'instant même où le malade doit s'en servir. Elle agit bien plus vivement alors contre l'hôte incommode que l'on cherche à expulser.

La plupart des purgatifs tirés du règne végétal, doivent leur vertu à une substance âcre et subtile, qui se dissipe en partie lorsqu'on garde trop long-temps le remède à l'état pulvérulent.

Le principe que j'ai établi est riche en faits de détails qui pourroient m'arrêter encore long-temps ; mais je n'en rapporterai plus qu'un. L'huile de lin, si souvent employée, et avec tant de succès, par les médecins de Vienne, contre la passion iliaque, la colique des peintres, les inflammations aiguës de la poitrine, etc. est presque toujours rancie dans nos officines : aussi ai-je grand soin, quand je la prescris, d'ordonner qu'on l'exprime à l'instant même, au moyen d'une presse dont les pharmacies les plus négligées du public sont toujours pourvues, des semences du lin récemment cueillies et parfaitement conservées.

Combien d'autres substances qu'on ne peut mettre en œuvre qu'après leur avoir fait subir une préparation soignée et délicate, deviennent absolument inertes, parce que l'art ou l'attention a manqué au manipulateur qui les préparoit ! Que d'extraits charbonnés par le feu ne retiennent pas un seul principe des substances actives dont ils sont tirés ! Mon ami le docteur Prunelle, célèbre professeur de la faculté de Montpellier, passant à Lyon en 1816, fut présent à un rapport que me fit un médecin de cette ville, sur un malade que j'avois vu en consultation quinze jours auparavant, et auquel j'avois prescrit, pour une paralysie, un grain d'extrait alcoolique de noix vomique à prendre tous les jours, en augmentant peu à peu la dose. J'appris avec une extrême surprise, et M. Prunelle partageoit mon étonnement, que ce malade étoit paisiblement arrivé à la dose de quarante grains par jour, sans éprouver de ce remède ni bien ni mal. La chose me parut très-singulière, et je la trouvai digne d'être examinée avec plus de soin. Dès le lendemain, je me fis représenter le remède, et je découvris que le malade ne prenoit qu'un extrait noir, charbonné, et qui ne contenoit peut-être pas un atôme de noix vomique. Après cela, pressez-vous de condamner les remèdes nouveaux et les nouvelles méthodes de traitement. Vingt fois vous avez prescrit une substance active qui n'a pas été employée une seule fois. Tout concourt à vous tromper : la nature, le malade, les serviteurs ignorans ou paresseux qui veillent auprès de lui, et, ce qui est encore plus déplorable, l'agent infidèle auquel vous confiez l'exécution immédiate de vos commandemens.

Le mode d'administration est une circonstance importante dans l'emploi des remèdes, qui change aussi les médications, c'est-à-dire, les actions organiques opérées par eux. Les modes généralement usités varient déjà à l'infini, et nous sommes loin de connoître tous ceux dont la pratique médicale est encore susceptible. Les différentes manières dont un remède est appliqué au corps humain, ne déterminent pas seulement divers degrés dans les actions organiques qui lui sont propres; mais elles en créent de nouvelles ; elles changent, varient et combinent les actions ordinaires de mille façons différentes. Tous les jours on découvre de nouvelles manières d'administrer un remède qui rendent ses effets plus actifs, et en même temps soumettent à sa puissance un plus grand nombre d'organes et de centres sensitifs. Parmi les prodiges les moins connus en ce genre, je citerai les suivans, qui peuvent en faire supposer beaucoup d'autres auxquels on n'a pas encore songé.

J'ai rendu publique l'an passé une manière d'employer la salsepareille, presque ignorée jusqu'alors, qui change absolument l'action immédiate de cette racine, et la reporte avec un avantage incomparable dans un ordre de moyens et d'effets thérapeutiques, où l'on ne s'attendoit guère, d'après ses propriétés les plus grossières, à la voir figurer (1).

Un célèbre professeur d'une Faculté de médecine est parvenu, dans ces derniers temps, à introduire dans le corps humain les remèdes les plus actifs à des doses excessives, avec la précaution de les donner à l'instant même du principal repas, ou pendant qu'il a lieu. L'action d'un remède ainsi dénaturé, neutralisé, n'a plus rien de précis et de régulier, et se rapporte aux méthodes les plus empiriques ; mais elle ne doit point être méprisée lorsqu'il s'agit de ces maladies rares, singulières, rebelles, réputées trop facilement incurables, dans le traitement desquelles il faut abandonner quelque chose au hasard. Il suffit quelquefois, pour obtenir des guérisons inespérées, non pas

(1) Méthode pour guérir les maladies vénériennes invétérées. Vol. in-8. Paris 1818. Chez Gabon, libraire, rue et place de l'Ecole-de-Médecine.

d'agir avec méthode, et dans un sens déterminé et prévu; mais d'exciter vivement une nature lâche, paresseuse, engourdie ou découragée, contre l'ennemi qui l'accable par la puissance de ses moyens, ou qui lui impose par l'apparence de ses forces et de ses avantages. J'emploie ici une métaphore conforme au langage ambitieux de l'art; on verra plus tard que les moyens rationnels de guérison prennent leur source dans les symptômes pathologiques eux-mêmes, et que la thérapeutique n'est qu'une étude, une imitation plus ou moins heureuse des efforts que fait incessamment la nature pour guérir toutes les maladies; en d'autres termes, que la thérapeutique n'est que la pathologie elle-même considérée sous un point de vue particulier.

Un médecin distingué de cette ville, ancien chirurgien-major d'un de nos hôpitaux, est parvenu à guérir des maladies vénériennes invétérées, presque identifiées avec la constitution, par une méthode ingénieuse qui trouve naturellement ici sa place. Il emploie un remède antivénérien très-actif, et, dès que le malade en éprouve un effet remarquable quelconque, il se hâte de l'abandonner pour lui en substituer un autre aussi énergique, qui bientôt est remplacé par un troisième, lequel à son tour est interrompu pour faire place à un quatrième, et celui-ci à un cinquième, etc., etc. On ne sauroit croire quelle excitation puissante et générale et salutaire la nature reçoit de cette conduite thérapeutique. Tous les organes, tous les systèmes d'organes sont successivement appelés au secours de la vie; tous répondent à cet appel obligé, tous s'empressent de la défendre, et combinent leurs efforts contre l'ennemi commun. C'est une heureuse imitation de ces fièvres violentes, mais salutaires, que la nature excite quelquefois tout à coup dans les maladies de langueur pour les dissiper. Cléonacte fut guéri au quatre-vingtième jour par une crise semblable. On trouve encore un exemple de ce genre très-curieux dans l'ouvrage de M. Bayle, intitulé : *Recherches sur la phthisie pulmonaire.* (Paris 1810, in-8., p. 407 et suivantes) ; et il paroît que l'auteur même du livre fut le sujet de cette observation clinique intéressante.

N'est-ce pas à cet ordre de moyens et d'effets qu'il faut rapporter ces guérisons de maladies désespérées, obtenues par une grande révolution morale, un voyage lointain, une navigation de long cours, le renouvellement de toutes les habitudes, soit morales, soit physiques, l'émigration sous des latitudes très-opposées, le renversement de la fortune, l'élévation à un rang supérieur? Remarquons cependant que ces bouleversemens organiques qui raniment le flambeau de la vie dans la jeunesse et l'âge adulte, peuvent l'éteindre à jamais dans le vieillard et l'homme usé prématurément.

Je ne sais où placer le fait suivant, et je ne voudrois point qu'il fût perdu pour l'art ; je le rapporte ici au risque de l'éloigner du cadre auquel il appartient. Il me semble cependant qu'il se rattache par une considération importante au sujet qui nous occupe.

Dans les derniers jours de décembre 1801, lorsque Bonaparte présidoit à Lyon la *consulta cisalpina*, un fournisseur de l'armée se fit transporter dans un fiacre à l'Hôtel-Dieu, et soutenu par deux domestiques, descendit chez le chirurgien-major de cet hôpital. Celui-ci ne se trouvoit point chez lui ; et comme j'étois alors son secrétaire et son élève particulier, le malade qui me rencontra dans son cabinet voulut bien prendre mon avis. Il avoit depuis quinze jours dans l'aine gauche un bubon gros comme le poing, dur et très-douloureux, qui avoit succédé à un chancre sur le gland, guéri par de simples

simples topiques. Le malade m'exposa qu'il avoit pris avec le ministre de la guerre des engagemens qui l'obligeoient de partir dans les vingt-quatre heures, pour faire un voyage de deux cents lieues, duquel dépendoit sa fortune et peut-être même sa vie. Il demandoit avec les plus vives instances un remède qui lui rendît une voiture supportable dès le lendemain. Je lui dis que je n'en connoissois aucun qui pût opérer ce prodige ; et il me répondit que trois médecins qu'il avoit déjà consultés lui avoient tenu le même langage. Je l'engageai alors à voir le célèbre Moscati, membre de la Consulta, récemment arrivé à Lyon, et je lui indiquai son logement. Cet habile médecin, après l'avoir attentivement examiné, lui promit, non pas de le guérir, mais de réduire en moins de douze heures cet énorme bubon à l'état d'une petite tumeur dure et tout à fait indolente, qui permettroit non-seulement l'usage de la voiture, mais encore un certain exercice. Il ajouta prudemment qu'il ne répondoit point au reste des effets ultérieurs d'un traitement semblable. Moscati conseilla d'appliquer sur la tumeur, au moyen d'un large gobelet, une poignée de glace pilée que l'on renouvelleroit au fur et à mesure qu'elle passeroit à l'état liquide. Cette ordonnance étoit facile à exécuter par le froid extrême qui régnoit alors. Le thermomètre descendoit à 18 degrés au-dessous de la glace pendant la nuit, et se soutenoit à 10 degrés pendant le jour. Le malade passa la nuit à faire ces applications de glace sur l'aine; il falloit changer le topique toutes les demi-heures. J'allai le voir le lendemain matin à huit heures, autant par curiosité que pour mon instruction. Je le trouvai debout, ordonnant et faisant lui-même les préparatifs de son départ. Le bubon, dur comme une pierre, recouvert d'une peau très-rouge, étoit réduit au volume d'une noix, et touché, même sans ménagement, ne causoit pas la moindre douleur. A dix heures, le malade prit des chevaux de poste, et fit un heureux voyage. Revenu à Lyon au printemps suivant, il y subit un traitement d'assurance par les frictions mercurielles, sous la direction d'un habile médecin. Un de mes confrères, à qui je communiquai peu de temps après ce fait intéressant, s'en souvint de la manière la plus heureuse pour un de ses malades qui éprouvoit une violente ophthalmie, causée par une blenorrhagie vénérienne répercutée dans son état le plus aigu. Il fit apposer un vésicatoire à la partie supérieure et interne de chaque cuisse, et appliquer sur les yeux des vessies de cochon remplies de glace pilée que l'on renouveloit souvent. La blenorrhagie ne fut point rappelée par cette méthode curative ; mais les vésicatoires produisirent d'énormes ampoules, et le redoutable chemosis qui, au rapport des auteurs, produit infailliblement la cécité, fut dissipé très-heureusement. Je dis au rapport des auteurs, et je suis bien fondé à m'exprimer avec cette réserve; car j'ai vu quatre ou cinq fois l'ophthalmie blenorrhagique, et aucun des malades qui l'éprouvoient n'a perdu la vue ou n'a été en danger de la perdre. Le premier sujet de mes observations fut un honnête artisan, veuf et père de six enfans en bas âge. Il avoit eu l'imprudence de supprimer, par des injections avec l'acetite de plomb étendu d'eau, une blenorrhagie commençante. Déjà il éprouvoit la funeste métastase décrite par les auteurs. Je ne l'avois point encore rencontrée dans ma pratique, mais j'avois lu récemment dans Swediaur le tableau désespérant qu'il en a tracé. Je crus que les yeux de ce malheureux alloient se fermer pour jamais à la lumière du jour. Il n'en fut rien pourtant, et la guérison eut lieu d'une manière complète en deux ou trois jours, par l'effet d'un large vésicatoire apposé à la nuque, et de collyres émolliens et hypnotiques.

Cette digression, toute intéressante qu'elle peut être dans ses détails, par rapport au sujet qui m'occupe, m'a trop écarté des vues générales où je me suis engagé, et je me hâte d'y rentrer par les considérations suivantes.

La thérapeutique n'est pas seulement une science nouvelle par l'espace immense qui s'ouvre devant nous quand nous examinons les découvertes à faire, et que l'état actuel des choses rend possibles ou présumables; cette considération s'augmente encore de l'incertitude qui règne dans les règles déjà établies, et que nous avons la présomption de croire les plus fixes, les plus invariables, les plus infaillibles.

Combien de médications sont incomplètes ou restent encore à déterminer plus précisément! Et d'abord les médications narcotiques sont toutes à reprendre. Il est peut-être autant de narcotismes particuliers que l'on compte de substances capables de produire cet état. Le stramonium paroît narcotiser, si je peux parler ainsi, d'une manière spéciale, les organes de la génération. La teinture de stramonium est le plus sûr des calmans dans les douleurs atroces causées par le cancer de la matrice. Cette teinture est à petite dose un excitant particulier de ces organes, un aphrodisiaque par excellence, ce qui est en quelque sorte la contre-épreuve de son action narcotique spéciale. Les semences de chanvre ont aussi la propriété particulière d'endormir les organes générateurs. De là, sans doute, le grand usage que font les médecins allemands des émulsions composées avec ces substances, dans la première période de la blenorrhagie. Le camphre est aussi, à haute dose, un sédatif spécial des excitations éprouvées par les organes générateurs et urinaires.

Mon ami, M. le docteur Richard de la Prade, médecin de l'Hôtel-Dieu de Lyon, a éprouvé sur plusieurs malades, que le camphre, à la dose de deux scrupules dans les vingt-quatre heures, calme, d'une manière sûre, les accidens des chaudes-pisses cordées. Au-dessous de cette dose, cette substance n'opère plus qu'une sédation imparfaite.

La belladona paroît agir spécialement sur le nerf de la huitième paire ; et c'est peut-être cette observation empyrique qui a fait tant préconiser les vertus de cette plante contre la coqueluche et l'hydrophobie, deux maladies où le nerf pneumo-gastrique et les organes qui répondent à ce centre sensitif paroissent surtout intéressés. Le laurier-cerise, lorsqu'il agit comme poison, paralyse l'organe central de la circulation ; à une dose plus modérée, et lorsqu'il opère seulement comme remède, il apaise, d'une manière merveilleuse, les palpitations de cœur, nées d'une cause nerveuse ou spasmodique. La douce-amère agit, d'une manière très-remarquable, sur les nerfs qui animent les joues, la bouche et la langue. J'ai eu l'occasion d'observer un grand nombre de fois cette singulière médication. Avant qu'on eût découvert les bains par encaissement, qui offrent une nouvelle manière à la fois plus méthodique et plus directe de traiter les maladies cutanées, j'employois souvent contre les dartres la méthode d'Althof (1), qui consiste à donner en une tisane que l'on consomme dans les vingt-quatre heures demi-once d'abord, et ensuite par une progression successive cinq à six onces des tiges de douce-amère fendues ou écrasées ; et j'ai constamment observé que le narcotisme dû à cette plante dans ce traitement, se manifestoit par une stupeur passagère, bornée aux muscles des

---

(1) J. A. Murray. App. med. t. 1, pag. 681. *Gottingæ*, 1793, in-8.

joues, des lèvres et de la langue, d'où résultoit le mutisme, ou du moins une très-grande difficulté dans l'articulation des mots, semblable à celle qu'on éprouve en hiver par l'impression d'un froid très-vif.

C'est sans doute cette prodigieuse diversité d'effets dans l'emploi des narcotiques, qui faisoit dire aux anciens médecins que chaque individu ressent à sa manière, et selon sa constitution ou son tempérament propre, les effets de ces substances, et qu'il n'y a pas dans ce genre deux médications qui se ressemblent. Ce principe est exagéré sans doute, et pour le trouver vrai, il faudroit au moins l'exprimer autrement. Mais il sert à prouver que ce mot narcotisme est une expression vaste, complexe, à laquelle il faut rattacher une foule d'effets secondaires, jusqu'à présent à peine entrevus ou fort mal observés.

L'on n'a pas même remarqué un effet

général, constant, commun à tous les narcotiques, et que j'aurai peut-être l'avantage de signaler un des premiers ; c'est leur effet sur l'hématose ou la sanguification. Il est certain pour moi qu'ils ont une action immédiate sur le sang ; que sans y développer de nouveaux principes, ils changent au moins les proportions de ceux que l'analyse y a fait découvrir ; qu'ils opèrent sur tout ce changement par rapport à la fibrine et à l'albumine ; et qu'en diminuant la quantité de la première, ils augmentent d'autant celle de la seconde. C'est à cette action directe et primitive, exercée sur le sang par les narcotiques, que j'attribue la vertu singulière qu'ils ont tous de favoriser la puogénie ou la formation du pus, fluide particulier, produit d'une secrétion accidentelle, et dont l'albumine fait la base. Lorsque j'ai besoin d'exciter la suppuration languissante des vieilles plaies, des ulcères invétérés, des cautères, des vésicatoires, ce n'est pas par l'application des divers onguens appelés suppuratifs, et dont l'effet est toujours plus ou moins infidèle, que je cherche à provoquer cette utile secrétion ; je l'obtiens plus sûrement par un usage modéré des narcotiques. Si la ciguë ne guérit pas le cancer, elle produit au moins une bonne suppuration de la plaie cancéreuse.

Il faut rattacher à ces considérations les observations des chirurgiens sur l'influence du sommeil, pour obtenir une bonne suppuration ; et ce que les anciens ont écrit sur la coction qui n'étoit que l'impregnation albumineuse plus ou moins parfaite des fluides secrétés, et qui servoit à leur faire juger, dans les diverses périodes des maladies aiguës, à quel point l'excitabilité diminuoit. Ajoutons ici que dans les pays où la peste exerce ses ravages, les plus sûrs préservatifs de ce fléau pour ceux qui ne se font pas un faux dogme religieux de s'y soumettre, sont le cautère et l'emploi journalier mais modéré, des narcotiques. Ces deux moyens rentrent, pour ainsi dire, l'un dans l'autre ; les narcotiques, en diminuant l'excitabilité dont la disposition contagieuse paroît dépendre, ont aussi l'heureux avantage d'augmenter la secrétion artificielle établie à la surface du corps (1).

(1) Le mot *pus* présente dans la pathologie un sens tout à fait équivoque, et l'idée qu'on y attache est surtout trop bornée. Il faut l'étendre encore, pour en avoir une notion complète, à beaucoup d'autres produits des secrétions pathologiques. L'on a pris le pus phlegmoneux ou du tissu-cellulaire pour le prototype de tous les pus dans tous les systèmes d'organes ; et l'on s'est exposé par là à méconnoître une foule de suppurations, attendu que chaque tissu suppure à sa manière. Cependant la chimie a fait d'heureux efforts pour ramener les idées à un point de vue plus fixe, et en même temps plus général. En découvrant que ce fluide est essentiellement composé d'albumine, elle a fait entrevoir que le pus pouvoit bien exister partout où ce principe est secrété du sang d'une manière morbifique. Ainsi les muqueuses enflammées sont censées en sup-

Je reprends l'examen des médications, pour prouver l'insuffisance de nos théories à leur égard.

---

puration dès qu'on peut recueillir ce produit à leur surface. On a tort de l'appeler alors un liquide puriforme, c'est du vrai pus, tel que ces membranes, transformées accidentellement en organes secréteurs de cette substance, sont capables de le fournir. Plus j'examine l'opinion de de Haën sur la puogénie, plus je suis disposé à la trouver juste, vraie, pleine de génie. Le pus, disoit-il, existe dans le sang. Et en effet c'est l'albumine, l'un des principes constituans de ce fluide, que les organes enflammées extraient et séparent des autres principes avec lesquels il est mêlé et confondu dans la circulation. Tant que la puogénie est subordonnée à sa cause, c'est-à-dire, à l'inflammation, le traitement de l'une devient celui de l'autre. Mais quand elle existe par elle-même, depuis long-temps; qu'elle est étendue à de grandes surfaces; qu'elle constitue en quelque sorte une diathèse ayant sa série de symptômes propres et prédominans, il faut l'attaquer par des moyens spécifiques; et c'est alors que l'on place avec avantage toutes les substances capables d'augmenter l'oxigénation du sang, ou le principe de l'irritabilité, ou la fibrine; tel est l'effet que produisent immédiatement les

Purger n'est, dit-on, et avec raison, qu'irriter les intestins : mais il est une

---

bouillons des viandes très-animalisées, comme les bouillons de vipère, de corbeau, de vieux coq, de bœuf, etc. En poussant plus loin ces considérations, on arriveroit peut-être à regarder la fibrine et l'albumine comme les deux grandes puissances de la vie. Celle-ci, l'albumine, présideroit à la composition de tous les tissus, et l'autre recéleroit le principe diversement modifié qui les anime. Il suivrait aussi de là que la vie réside essentiellement dans le sang; que le cœur, le premier organe qui vive dans l'animal et le dernier qui meure, en est le principal foyer ou réservoir; qu'enfin l'irritabilité, ou la faculté d'être *incité* et *excité*, est un fait plus général dans la science de l'homme que la sensibilité. Telle était la doctrine de Haller et de Fontana; il me semble qu'elle embrasse un plus grand nombre de faits et les coordonne mieux que celle de Stalh et de Cabanis. Ce dernier cependant paraît avoir entrevu le principe que nous exposons ici, lorsqu'il a écrit ces lignes remarquables (Rapports du physique et du moral de l'homme) : « Toute sensation, ou » toute impression reçue par nos organes, ne » saurait sans doute avoir lieu sans que leurs » parties n'éprouvent des modifications nouvelles. » Or nous ne pouvons concevoir de modification foule de nuances, dans les effets purgatifs, que cette définition n'embrasse point. Ne faut-il pas distinguer, par exemple, l'irritation purgative bornée à l'intestin grêle, de celle qui s'exerce d'une manière plus spéciale sur le gros intestin? Les médications purgatives sans flux de ventre, doivent-elles être confondues avec celles qui ont ce complément? Et, parmi ces dernières, n'y a-t-il point de distinction à faire relativement aux flux divers qu'elles déterminent? Il me semble que des idées très-justes à cet égard étoient présentes à l'esprit de l'auteur qui a écrit le savant traité : *Ventris fluxus multiplex*. Amstelodami, 1766.

Les laxatifs constitueroient-ils, ainsi

» nouvelle sans mouvement...... Ainsi la sensi-
» bilité se rattache peut-être, par quelques points
» essentiels, aux causes et aux lois du mouve-
» ment, source générale et féconde de tous les
» phénomènes de l'univers. »

qu'on l'a dit, un genre de médications spéciales, qui ne rentrent point dans les médications purgatives ?

Les toniques diffèrent-ils des astringens autrement que par le degré d'action ? Leur manière d'agir sur la fibre animale seroit-elle essentiellement distincte ? Il me semble que jusqu'ici l'on n'a établi cette différence que sur des subtilités, et non par des faits immédiats : or, ce n'est pas par des subtilités que l'on tire les lignes entre les objets divers dont se compose le tableau d'une science. L'art de guérir, qui est un art tout pratique (et c'est cette considération importante qui l'a fait placer par M. Cuvier, dans son Rapport sur les progrès des sciences physiques en France, non dans le cadre des sciences médicales et physiologiques, mais à côté de l'agriculture), s'enrichit plus par le grossier tribut d'un esprit commun, mais observateur, exact

et

et véridique, que par les combinaisons ystématiques des esprits supérieurs.

Je me suis exprimé plus haut d'une maière dubitative, et c'est par une sorte e convenance délicate; cette forme moeste de langage me convient mieux qu'un on positif et plein d'assurance, parce que e n'ai pas l'intention de discuter et d'aprofondir pour le moment le sujet auquel es idées se rattachent: j'ai voulu seuement indiquer quelques lacunes à emplir, quelques théories à réformer. n continuant le même sujet, on verra 'agrandir encore devant nous le champ es difficultés.

La différence des doses change les édications d'une manière très-remaruable. Celles-ci sont même quelquefois ellement dissemblables sous l'influence nique de cette circonstance, qu'on eroit porté à croire que la même subsance n'a pu opérer des effets si opposés. Ce principe, je le sais, a été consacré en thérapeutique ; mais nous sommes bien loin d'en connoître toute la valeur, toute la fécondité, et d'avoir embrassé tous les faits importans qui en dépendent. J'en indiquerai quelques-uns qui sont moins généralement connus, et qui, si je ne me trompe, offrent quelque intérêt.

Donné à la dose de six, huit ou dix grains, comme on le pratique en France, le musc est un doux excitant, un foible stimulant. Prescrit au contraire à la dose d'un ou de deux gros dans les vingt-quatre heures, selon la méthode de quelques médecins anglais et allemands, cette substance, dont nous accusons l'inertie, devient alors un antispasmodique puissant, et un diaphorétique des plus actifs. Ces deux effets reviennent peut-être au même ; car beaucoup de substances réputées antispasmodiques, ne sont telles que par une action vive et prompte à la peau, ou vers les organes urinaires.

C'est ainsi que les femmes hystériques, au déclin de leurs accès, rendent, par une secrétion critique des reins, une quantité excessive d'urines qui diffèrent à peine de l'eau pour la couleur et même pour les produits.

Le quinquina à petite dose irrite l'estomac et l'enflamme aisément. Il n'en est point de même quand on le donne à grande dose; il produit un autre genre de médication, et sans nous attacher ici à la déterminer spécialement, il est constant qu'il fatigue moins le tissu de l'organe, et que son action se généralise davantage. Trois célèbres médecins, morts depuis quelques années, et dont Lyon déplorera long-temps la perte (1), apportèrent dans cette

---

(1) C'est à cette honorable coalition formée dans les intérêts de l'art, que M. Vitet fait allusion dans l'épître dédicatoire de sa *Médecine expectante*. Lyon, an XI 1803. Ses paroles sont remarquables et

cité la vraie manière de traiter les fiévres bilieuses, muqueuses, inflammatoires. C'étoit par les sangsues, les boissons acidules, gommeuses et mucilagineuses, les bains tièdes, les épithèmes émolliens, et la diète la plus sévère, qu'ils combattoient la plupart des maladies aiguës. Cependant ces mêmes médecins, quand ils avoient à traiter des fièvres ataxiques essentielles (je ne parle point de celles qui consistent dans un désordre secondaire des forces sensitives, produit d'une inflammation portée au plus haut degré, et qui cèdent, comme de Haën (1) l'ensei-

---

méritent d'être rapportées : « Ce triumvirat fera » époque dans les fastes de la médecine. Trois mé- » decins expectans, toujours amis, toujours prêts » à repousser les traits de leurs adversaires, com- » battirent constamment pour les progrès de l'art, » sans employer d'autres armes que l'expérience » et l'observation. »

(1) Ratio med. p. 3, cap. I.

gnoit déjà dans sa Clinique, au seul emploi des antiphlogistiques), ces mêmes médecins, dis-je, si réservés dans l'emploi des émétiques, des purgatifs et de tous les remèdes excitans, prodiguoient alors le quinquina, et le donnoient aux plus hautes doses. M. Pinel exagéroit cependant, lorsqu'il leur reprochoit de prescrire le quinquina, non par gros, mais par once.

Qui ne croiroit, au premier aspect, que ces médecins étoient en contradiction avec eux-mêmes? qu'ils condamnoient leur théorie par leur pratique? Rien cependant ne seroit plus faux que ce jugement, et dans cet écart apparent, ils se montroient encore, pour le praticien judicieux, très-conséquens à leur doctrine. L'expérience clinique leur avoit appris qu'ils produisoient plus rarement la gastrite par cette médication active, que par une méthode moins franche et plus timide. De ce qu'un remède à certaine dose produit un effet à peu près constant et déterminé, nous sommes de suite portés à conclure qu'à une dose beaucoup plus élevée, il doit agir encore de la même manière, et sur les mêmes organes, mais seulement avec plus d'intensité. Ce n'est point cela; c'est une autre action que l'on détermine; ce sont d'autres organes, d'autres systèmes organiques qui sont remués par le seul changement des doses. On ne peut conclure ici avec exactitude du petit au grand, pas plus que du grand au petit. Le raisonnement *à minori* ou bien *à fortiori*, est un des guides les plus trompeurs dans l'emploi et l'application des moyens thérapeutiques.

En expliquant de la sorte la doctrine médicale de nos célèbres devanciers à Lyon, par rapport au quinquina, j'ai adopté leur principe; mais je n'ai pas voulu en justifier l'abus ni toutes les fausses applications qu'ils en pouvoient faire. Ce principe néanmoins m'a servi, dès le commencement de ma pratique, pour juger que la méthode de Strack dans les fièvres ataxiques intermittentes, et qui consiste à donner un scrupule de quinquina dans l'apyrexie, toutes les demi-heures ou toutes les heures, est à la fois la plus infidèle et la plus dangereuse de toutes. L'on se conformera bien mieux au précepte que nous cherchons à établir, en donnant le quinquina d'une manière plus franche. C'est d'après cette vue curative, que je prescris de foibles doses de quinquina et à de grands intervalles après le dernier accès, et que je rapproche de plus en plus les doses, en les renforçant, en les doublant, en les triplant même à mesure que le malade se trouve plus près de l'accès suivant. L'on est plus sûr par là d'arrêter la fièvre, et la gastrite consécutive est bien moins à craindre.

C'est par une conséquence du même principe que l'on administre des doses foibles de quinquina, des doses de quelques grains, pour rappeler une fièvre intermittente imprudemment supprimée. C'est dans les mêmes vues qu'on essaye le sang, si je peux m'exprimer ainsi, par rapport à la vérole, en excitant la diathèse vénérienne, lorsqu'elle est occulte et latente, par des doses brisées d'un sel mercuriel quelconque.

Le nitre, à la dose d'un scrupule ou d'un gros, n'est que diurétique. Administré à la dose d'une once dans quatre ou cinq pintes de liquide que le malade consomme dans les vingt-quatre heures, ce sel paroît avoir une action immédiate sur le cœur, sur le système vasculaire sanguin, et sur le sang lui-même. C'est un puissant correctif de la diathèse inflammatoire. Cette dose excessive de nitre étendue dans une grande quantité de véhicule, constitue la méthode de Brocklesby, contre le rhumatisme aigu, et celle de quelques médecins anglais et allemands dans la première période de la blenorrhagie.

A foible dose, le calomel excite les organes salivaires ; il détermine très-promptement la salivation. Donné au contraire à très-haute dose, et par exemple à celle d'un, de deux ou de trois scrupules dans les vingt-quatre heures, même à de jeunes sujets, il agit comme purgatif. Il devient même alors un purgatif *sui generis*, excitant surtout l'action organique du foie, et donnant lieu constamment à des déjections alvines d'un jaune verdâtre, que l'on ne sauroit mieux comparer qu'à des sucs d'herbes fraîches, liées ou broyées avec des jaunes d'œufs. Tel est le principe d'après lequel a été institutée la méthode anglaise contre l'hydrocéphale aiguë des enfans. La dose de calomel à employer dans cette méthode, ne sauroit être précisément déterminée que par ses effets ; et il faut rapidement l'augmenter jusqu'à ce qu'on obtienne les selles verdâtres et herbacées dont j'ai parlé. Il est plus dangereux de rester en deçà de la dose convenable que d'aller au-delà.

La première fois que j'employai le calomel à cette dose et contre cette redoutable maladie des enfans (c'étoit, je crois, dans le printemps de l'année 1814), le pharmacien qui fournissoit le remède fut effrayé en apprenant qu'un petit garçon à peine âgé de trois ans, consommoit plus d'un scrupule de calomel dans les vingt-quatre heures. Il refusa d'en donner davantage avant d'en avoir conféré avec moi. Je lui exposai mon plan de traitement; je lui appris l'espèce singulière de médication qu'on obtenoit du calomel administré à cette dose extrême. Comme c'étoit un homme instruit et capable de m'entendre, aucun de mes raisonnemens ne fut perdu. Je le conduisis auprès du jeune malade : il reconnut la nature des déjections alvines, et remarqua avec surprise qu'elles avoient lieu sans coliques, sans douleur, ni météorisme, ni dureté du ventre. Pour achever de le convaincre, je lui fis lire dans l'ouvrage d'un célèbre médecin anglais, un passage où cette méthode thérapeutique est exposée avec la plus grande exactitude; et il demeura convaincu que j'avois parfaitement calculé mes moyens avant de les employer, et que j'avois pour moi le double appui de l'expérience et du raisonnement.

On dit que dans les mains des médecins italiens appelés contre-stimulistes, le tartre émétique donné à haute dose, et, par exemple, à la dose d'un gros ou deux par jour, fait rarement vomir et ne cause aucun dommage; et pourtant l'émétique qu'ils emploient est le même qu'ils conseillent à la quantité d'un ou de deux grains pour exciter le vomissement. N'ayant jamais été dans le cas de vérifier ces faits, je m'empresse de citer, au bas de la page, l'autorité qui me les a fournis (1).

On seroit tenté de croire que les substances hypnotiques ou narcotiques cessent d'être telles à de hautes doses, si l'on en juge par quelques passages de la lettre de de Haën à Balthazar-Louis Tralles sur la ciguë. Il résulte de ces observations, que l'extrait de ciguë donné à la dose de plusieurs gros, et même de quelques onces chaque jour, produit une médication encore mal déterminée, mais qui n'a aucun rapport avec le narcotisme. L'empoisonnement par l'opium à très-haute dose, n'est plus un empoisonnement narcotique. Il laisse après lui des effets cadavériques très-singuliers, et surtout très-variables.

A ce principe thérapeutique se rattache encore la méthode contre le *ténia* ou ver solitaire, publiée dans ces der-

---

(1) De l'influence de l'émétique, mémoire lu à la première classe de l'Institut de France, le 23 août 1813, par M. Magendie. *Paris. Crochard*, in-8., pag. 20.

nières années, par les médecins anglais; je veux parler de l'huile de térébenthine. Ce remède, à dose modérée, agit d'une manière spécifique sur le système urinaire. Administré largement, c'est un purgatif particulièrement efficace contre le tenia. Je rapporterai relativement à cette médication un fait intéressant qui trouve ici sa place.

Au mois d'octobre 1817, me trouvant dans une auberge de la Suisse allemande, je fus prié par mon hôtesse, avec qui je venois de régler ma dépense, de donner, avant de partir, un conseil à son mari, qui éprouvoit d'atroces douleurs dans le ventre. Conduit vers le malade, je le trouvai au lit et très-souffrant. J'appris qu'il avoit le ténia, et qu'aucun remède n'ayant pu l'en délivrer, son médecin lui avoit fait prendre le matin, comme dernière ressource, un médicament fort désagréable au goût, récemment employé par les Anglais. Je soupçonnai que c'étoit l'huile de térébenthine, annoncée en effet dans les papiers publics, comme spécifique du ver solitaire. Je m'en assurai mieux en me faisant représenter l'ordonnance du médecin. Le malade se plaignoit d'une chaleur insupportable dans le dos, de douleurs dans la région lombaire qui venoient se perdre dans le bassin, de difficulté pour uriner, et d'une stupeur commençante à la partie supérieure des cuisses. Aucun flux de ventre ne s'étoit manifesté. Le mal étoit trop évident pour donner lieu à la moindre équivoque dans le diagnostic. Je compris que le médecin maladroit avoit manqué son but par son extrême timidité; qu'il avoit déterminé par une dose trop foible une médication diurétique grave, au lieu d'une médication purgative, innocente et sans danger, qu'il auroit obtenue en suivant à la lettre les prescriptions anglaises; qu'enfin le malade éprouvoit une néphrite, ou, vu la cause spécifique qui l'avoit produite, un véritable empoisonnement des reins et de la vessie. Je lui fis prendre de suite quatre grains de camphre en poudre dans une cuillerée à bouche de sirop de pavot. J'indiquai pour boisson une eau de veau, dans chaque verre de laquelle on devoit ajouter une cuillerée à café d'huile d'amandes douces. Je conseillai aussi des demi-lavemens toutes les trois heures avec la décoction de cervelle de mouton, un bain de fauteuil composé avec partie égale d'eau et de lait; enfin une diète extrêmement sévère. Je ne sais ce qui arriva, ayant perdu le malade de vue; mais j'ai lieu de croire qu'il a guéri, s'il a été docile à mes conseils.

C'est par un principe tout à fait semblable, que certains poisons corrosifs et irritans au plus haut degré, causant une altération de tissu très-remarquable dans le tube alimentaire, agissent tout autrement, s'ils sont introduits dans le corps à très-haute dose, et tuent par une perturbation purement vitale, en ne laissant après eux presque aucune trace de leur action. L'arsenic et le sublimé corrosif, à dose excessive, tuent de la sorte.

Ces derniers faits, et la plupart de ceux qui précèdent, attentivement examinés et comparés entr'eux, conduisent à la découverte d'une grande loi pathologique; c'est que toutes les maladies peut-être se composent de deux périodes bien distinctes. L'une, plus ou moins longue, plus ou moins caractérisée, consiste dans un trouble ou bouleversement général, auquel toutes les fonctions, tous les organes ou systèmes d'organes semblent prendre part. C'est un appel de la puissance nerveuse à tous les centres sensitifs, auquel tous répondent, avec les organes subordonnés à leur juridiction, simultanément et confusément. Les médecins consommés dans l'expérience pratique entrevoient alors la maladie ou

la

la devinent, plutôt qu'ils ne la distinguent nettement. Ils se renferment alors dans un doute modeste; ils évitent de prononcer sur la nature d'un mal qui s'offre à leur curation d'une manière si équivoque; ils éludent les questions trop pressantes des assistans, et se bornent à dire que la maladie n'est point encore caractérisée. Mais bientôt une seconde période commence; l'affection morbifique devient moins générale d'un instant à l'autre; elle se localise; un organe est particulièrement atteint, et l'on ne sauroit méconnoître son angoisse et sa souffrance aux traits nombreux et divers qui l'expriment.

La première période est nettement dessinée dans les enfans, dans les jeunes sujets, dans les individus éminemment irritables et sensibles. Beaucoup meurent dans cette première période. L'inspection des cadavres n'offre alors rien de fixe, rien de constant; souvent même l'on n'y observe aucune trace d'affection morbifique antérieure. Les hommes de l'âge mur, les vieillards, succombent plutôt dans la seconde période; souvent même la première a lieu pour eux d'une manière si foible, si passagère, qu'on n'observe bien que la seconde. C'est là une des conditions propres au développement des maladies chroniques. Les altérations dans le tissu de nos parties sont alors nombreuses, variées, singulières. Les cadavres offrent une abondante matière aux recherches de l'anatomie pathologique, et ces individus sont les vrais sujets d'étude des maladies organiques.

C'est surtout pour la première période, ou pour les maladies purement vitales, si toutefois cette distinction pathologique n'est pas trop surannée, que les méthodes perturbatrices semblent avoir été inventées. Ces méthodes, qu'on a trop méprisées parce qu'elles ont paru purement empiriques, sont susceptibles de perfectionnement et pourroient être alors appliquées d'une manière très-rationnelle. Elles font avorter les maladies aiguës à leur début, et avant que l'excitation générale dont nous avons parlé soit bien établie. Leur emploi d'après de certains principes a constitué autrefois une secte fameuse en médecine. Asclépiade, l'un des plus fougueux partisans de ces méthodes, disoit, au rapport de Pline, en parlant des moyens qu'il avoit pour étouffer le mal à son origine, qu'il consentoit à ce qu'on n'eût point de foi en son art, s'il étoit lui-même jamais malade. Van-Helmont refuse le titre de vrai médecin à quiconque ne sait pas guérir sur le champ.

Les méthodes perturbatrices ont encore cet avantage, lorsqu'elles ne font pas cesser l'excitation pathologique naturelle par une excitation thérapeutique différente ou plus forte, de décider, pour ainsi dire, la nature dans son hésitation, et de localiser le mal en le jetant sur un organe particulier, ce qui est déjà un grand bien pour beaucoup d'individus auxquels la première période, en se prolongeant trop, est plus funeste que la seconde. Ces vues ont été parfaitement exprimées par Grimaud, et je ne saurois mieux faire que de rapporter ses propres paroles : « Hippocrate et Sydenham entendoient » aussi par orgasme ou turgescence, » une affection nerveuse et spasmo- » dique, considérée d'une manière » abstraite, générale, et comme dans » son état d'imminence, c'est-à-dire, » un état dans lequel le principe de » vie menace à la fois tous les organes » sans en affecter aucun en particulier. » C'est dans cette circonstance qu'un » purgatif est bien placé, en fixant » cette incertitude et en portant sur » les intestins une fluxion imminente » dont chaque organe est également » menacé. »

S'il reste tant de choses à connoître,

à découvrir ou à réformer dans l'emploi des substances simples, l'art doit être bien moins avancé encore par rapport aux remèdes composés. Il est superflu sans doute d'avertir que nous traitons seulement ici des préparations composées magistrales ou extemporanées, et qu'il n'est nullement question de celles qu'on appelle officinales. Ces dernières attendent des progrès ultérieurs de la pharmacologie une réforme importante qui en mettra un grand nombre hors d'usage. Je me borne à l'indiquer ; car il n'entre pas dans mon plan d'en parler plus longuement.

Arrivés à cette partie de notre sujet, nous pénétrons dans ses profondeurs, et la lumière commence à nous manquer. Nous n'avons plus pour nous guider que le résultat immédiat de l'expérience ou l'empirisme, et l'analogie qui est à la rigueur une manière de raisonner, mais la plus simple et la plus trompeuse de toutes. Si le raisonnement a moins de prise sur les effets dépendans de cette seconde série, les connoissances qui en résultent sont aussi positives que les premières, quoique moins brillantes; en s'éloignant des savantes théories dont s'enorgueillissent les sciences, elles se rapprochent davantage des pratiques usuelles propres aux différens arts; et elles empruntent de leur empirisme même un plus grand degré de certitude.

Mais ce n'est pas là le point de vue sous lequel nous voulons traiter notre sujet. Nous reprenons la plume pour continuer, pour achever le tableau commencé. Il nous reste à indiquer d'une manière rapide les notions fausses ou imparfaites, les lacunes à remplir, les théories simples à créer par le rapprochement des faits ou l'analogie dans l'emploi des remèdes composés.

On peut quelquefois juger *à priori* les effets de ces médicamens; il ne faut pour cela que connoître les vertus des substances simples qui concourent à leur composition. Beaucoup de substances se combinent avec d'autres, de même nature ou de nature analogue, non pour acquérir par cette union des propriétés nouvelles, mais pour agir dans le sens qui leur est propre avec plus d'énergie et d'intensité. L'effet obtenu se rapporte alors à celui que produiroit la simple augmentation de la dose. Quelquefois la combinaison n'a d'autre effet que de neutraliser, de châtrer, ou de masquer un des principes de la substance simple, pour faire prédominer un autre de ses principes constituans dont le dégagement est plus conforme, plus favorable aux vues curatives du médecin. Il est encore quelques autres catégories d'actions simples, résultantes de la combinaison des remèdes deux à deux, trois à trois, qui peuvent être déterminées avec une grande certitude *à priori*, et qu'il seroit trop long de rapporter ici. Dans tous ces cas, la combinaison est presque entièrement rationnelle, et l'esprit en peut calculer d'avance les résultats. La connoissance des principes chimiques dont chaque substance est composée, celle de ses affinités particulières, les doctrines pharmaceutiques, sont les principaux moyens donnés pour résoudre le problème thérapeutique. Appliqués avec art à la question, ces moyens en dégagent l'inconnue que l'on a intérêt de découvrir.

Mais les choses ne se passent pas toujours avec cette évidence, et, pour procéder ici du simple au composé, je parlerai d'abord d'un effet singulier, et à peine observé quoiqu'il arrive tous les jours. C'est l'accroissement d'activité qu'acquièrent certaines substances quand elles sont mêlées à l'eau dans de certaines proportions. Ce liquide, loin d'énerver leur vertu, comme on est d'abord porté à le croire, ne fait que la développer. Seroit-ce en délayant le principe actif, en le rendant plus pénétrant, en le faisant arriver par un véhicule subtil à un plus grand nombre de parties et de tissus auxquels il ne parviendroit pas sans cette circonstance ? Cullen avoit déjà remarqué que les veaux sont mieux nourris et engraissent plus facilement quand on coupe le lait dont on les alimente, avec partie égale d'eau, que quand on le leur donne pur (1). J'ai plusieurs fois éprouvé sur moi, qu'une quantité donnée de vin, capable de produire un léger degré d'ivresse, amène plus promptement cet état quand je la prends mêlée avec autant d'eau que sans ce mélange. Les stimulans qu'on appelle excitans diffusibles, deviendroient-ils plus diffusibles encore, et par là plus excitans, en pénétrant plus

---

(1) Voy. la fameuse thèse de Fouquet, *de Corpore cribroso*, dans le *Thesaurus* de Broussonet, t. 1, pag. 366. *Monspelii*, 1802.

profondément dans nos tissus, lorsque l'eau à certaine dose leur sert de véhicule, que quand on les donne très-concentrés? Plusieurs personnes, bien capables de s'observer avec intelligence, m'ont assuré qu'elles étoient plus stimulées par une tasse de café prise avec autant ou même deux fois autant de lait, que par une tasse de café pur.

Le raisonnement peut encore ici, comme on le voit, suivre ces faits jusque dans le secret de l'opération vitale qui les produit. Les suivans semblent échapper davantage aux efforts du raisonnement pour les saisir.

Il est bien reconnu que la magnésie développe le principe amer du quinquina. Cette écorce devient même alors éminemment fébrifuge. Quelle raison pourrions-nous en donner?

Les acides végétaux passent pour les antidotes du narcotisme. Rien de plus vrai et de moins contesté. Cependant, si l'on mêle ensemble un de ces acides et un narcotique, on décuple l'effet de ce dernier. Un petit verre de vinaigre bu immédiatement après une dose même modérée d'opium, transforme cette substance en un poison très-actif. On ne peut pas plus donner une explication raisonnable de ce fait que du précédent.

La mixture de Rivière doit-elle uniquement au gaz acide carbonique qui s'en exhale, la propriété qu'elle a de réprimer le vomissement? Je ne le crois point, et voici mes raisons. Cette mixture calme presque aussi bien le mouvement antipéristaltique de l'estomac, prise après que l'effervescence a entièrement cessé, que pendant qu'elle a lieu. Se fait-il dans l'estomac un second dégagement de gaz acide carbonique? Il n'est pas raisonnable de le croire : il est bien plus probable que le nouveau sel neutre (*citrate de potasse*), qui résulte de la pénétration de l'alkali par l'acide citrique, soit qu'on obtienne par là un sur-sél ou un sous-sel, introduit dans l'estomac un nouveau mode d'excitation, et fait cesser, par une irritation de nature différente, celle qui produisoit le vomissement. Alors ceux qui ont appelé cette combinaison potion saline de Rivière, lui ont donné la dénomination la plus exacte, celle qu'elle emprunte du principe même qui est la source de ses propriétés. Rosen (1) employoit la potion de Rivière après l'effervescence, et en obtenoit les mêmes effets que pendant cette fermentation. Et moi-même, pendant sept ans d'exercice, comme médecin, dans la campagne de Lyon, j'ai mille fois et plus prescrit cette mixture, et rarement j'ai pu obtenir des paysans qu'ils la prissent

(1) *Ast et extra ebullitionis stadium potionem Riverii exhibuit eques A. Rosenstein. ..... Sicque vomitus compescuit; in febribus intermittentibus loco salis digestivi fuit; quin vernales hocce solo consopitæ et colica ex calculo sedata.* (J. A. Murray App. med. t. 1, pag. 189. *Gottingæ*, 1793.

dans l'acte de l'effervescence. Ils attendoient avec inquiétude que la fermentation fût passée, croyant ne pouvoir prendre qu'alors le remède avec sûreté. D'ignorans pharmaciens ont quelquefois ri en exécutant dans leurs officines mes prescriptions de la potion saline; ils pensoient sans doute que je ne savois pas trop ce que je faisois, et moi à mon tour j'ai ri de ces jugemens qu'une expérience complète n'avoit point éclairés.

Tout le monde sait que le tartre émétique perd la faculté qu'il a d'exciter le vomissement lorsqu'on l'unit au quinquina; que l'ipécacuanha et l'opium se combinent pour former un corps tout nouveau, qui n'a plus les effets propres à chacun de ses composans; qu'il en est de même des sels neutres. Voilà des connoissances de détail, purement empyriques, et qui resteront telles jusqu'à ce qu'on découvre le fait général auquel elles se rapportent. La pharmacologie se compose d'un grand nombre de ces notions ; et ce sont elles surtout qui établissent au moins jusqu'à présent l'utilité des formulaires.

On peut en dire autant de la pommade d'Authenrieth. Un excellent gargarisme contre l'angine a lieu par la décoction d'un émollient et d'un astringent. Chaque substance employée séparément seroit inefficace ou nuisible.

Il seroit facile de multiplier les faits de cette espèce. Mais le principe est suffisamment établi par tous ceux que nous avons cités ; nous n'arrêterons plus notre attention que sur une célèbre méthode curative qui s'y rapporte, et dont l'examen peut donner lieu à des inductions également nouvelles et intéressantes. Je veux parler de la méthode de Stutz contre le tétanos traumatique. On sait qu'elle consiste dans l'emploi simultané ou combiné de l'alkali fixe végétal et de l'opium.

L'alkali seul n'a jamais guéri le tétanos

traumatique ; et quant à l'opium, employé seul aussi, et aux plus fortes doses, il n'a pas été plus efficace. Cependant si l'on combine ensemble ces deux substances, il en résulte une action organique particulière, toute nouvelle, qui n'est plus celle de chacune employée séparément, et qui dissipe très-souvent cette terrible maladie.

Si les guérisons merveilleuses obtenues par cette méthode formoient un corps de preuves suffisantes en sa faveur, on seroit tenté d'établir ce nouveau principe de thérapeutique ; que la combinaison d'une substance éminemment âcre ou irritante avec une autre substance éminemment stupéfiante ou sédative, calme, modère, atténue l'irritabilité, et peut même à une certaine dose l'éteindre complètement. Ce principe se rattache peut-être, par quelque condition encore inaperçue, à ce principe plus général et en apparence opposé, exprimé par M. de Humbold ; c'est que *le contact de deux substances hétérogènes est une source de mouvement et de vie.* C'est ainsi qu'à certaine dose, le fluide électrique est un stimulant très-actif, tandis qu'à une dose extrême il arrête le mouvement vital d'une manière presque instantanée.

Qu'arriveroit-il donc si l'on combinoit ensemble, d'un côté, le poison le plus stupéfiant qui existe dans la nature, l'huile distillée de laurier-cerise ou son eau cohobée; et de l'autre, la substance la plus âcre et la plus irritante que l'on connoisse, l'arsenic? ou, en réduisant ces substances à leurs élémens délétères, qu'arriveroit-il donc si l'on combinoit ensemble de l'acide prussique et du phosphore? En supposant vrai le principe ci-dessus établi, et en concluant par analogie, la destruction la plus rapide, la plus complète et la plus absolue de l'irritabilité devroit être le résultat de cette combinaison.

Et

Et cette suite d'inductions, dont une méthode curative due au gavalnisme, est le point de départ, m'auroit-elle conduit par hasard, et d'une manière approximative, à la recette de ce poison fameux que les diverses sectes politiques et religieuses qui s'agitent en Europe, s'accusent réciproquement de connoître et d'employer en secret? Quelques faits, peut-être mal observés, paroissent fortifier cette conjecture sous son point de vue pathologique; et ces faits attestent que ce poison tue à la manière de la foudre, non pas seulement en causant la mortification des chairs la plus complète qu'il soit possible d'imaginer (1), mais encore par son action rapide et en quelque sorte instantanée (2); d'où il résulte qu'aucune

(1) Barthez. Nouv. élém. de la science de l'homme. Seconde édition, t. 1, notes, p. 164.

(2) La vie du baron de Trenck. Voy. dans le dernier volume les détails de la mort du colonel Trenck.

réaction des solides et des fluides n'ayant eu le temps de s'effectuer, il ne doit laisser après lui aucune trace, si ce n'est l'extrême disposition du corps à se corrompre.

Mais revenons au plan et au sujet de cet ouvrage dont cette digression m'a écarté. J'en ai dit assez, je crois, pour prouver qu'un formulaire dont on ne veut exclure aucune des ressources connues, aucun des moyens éprouvés de l'art, a ses racines dans l'empirisme, bien plus encore que dans le système de nos connoissances raisonnées.

Qu'on se garde bien de croire que cet empirisme consiste dans un aveugle emploi des divers agens thérapeutiques. C'est bien plutôt un empirisme sage, prudent, éclairé, qui ne méprise point dans ses opérations les vues rationnelles, mais qui compte bien plus encore sur les appuis directs et immédiats de l'observation et de l'expérience. C'est, je crois, l'empirisme hippocratique réduit à sa pureté primitive, auquel on est toujours obligé de revenir après s'être égaré dans de vaines et dangereuses spéculations, et qui est le fondement le plus réel de la médecine proprement dite ou de l'art de guérir. Quelques développemens de cette proposition la placeront dans son plus grand jour, et je m'y livre d'autant plus volontiers qu'on s'appuye moins aujourd'hui sur cette base naturelle de la médecine pratique.

La logique que comporte cet empirisme ne s'élève guère au-delà d'une simple comparaison de faits. Et que de fausses doctrines on eût évitées en médecine, si l'on se fût borné, comme Hippocrate, à observer des faits, et à les placer les uns à côté des autres, sans chercher d'autres rapports entr'eux que l'ordre dans lequel ils avoient été observés, et sans leur imposer un nom particulier de maladie, le plus souvent vague et hypothétique! C'est ainsi qu'en usoit Sydenham, dont les tableaux fidèles sont presque aussi exacts que la nature. J'ai entendu des médecins d'ailleurs fort instruits traiter ce grand homme d'empirique; et en effet c'étoit un empirique, mais dans le sens honorable qu'on doit attacher à ce mot d'après Hippocrate.

Telle seroit en effet la médecine pratique réduite à ses fondemens réels; mais comme l'esprit le plus vaste ne sauroit embrasser la quantité innombrable des faits sans un ordre systématique quelconque, il faut au moins préférer à toutes ces méthodes celle qui copie le plus fidèlement la nature, et qui conserve le mieux dans sa représentation fictive, et son exactitude et sa simplicité. Or, il est dans ce genre des créations ambitieuses de l'esprit dont on ne sauroit trop se défier, parce qu'elles s'éloignent trop de la nature et n'ont plus d'analogues dans les choses réelles.

On arriveroit à ce but plus sûrement

peut-être, en multipliant dans les descriptions le nombre des maladies spéciales ou spécifiques, c'est-à-dire, de ces maladies qui ne sauroient être comparées qu'à elles-mêmes, et dont on s'expose à ne voir qu'une face ou un côté, une partie ou seulement une période, en disant qu'elles sont inflammatoires, nerveuses, etc. La fièvre jaune, la peste d'Orient, la goutte, la syphilis, les scrofules, sont bien certainement des maladies *sui generis*. La plupart des exanthèmes sont aussi dans le même cas; la variole, la vaccine, les dartres, la gale, la rougeole, etc. ont chacune leur nature propre; et si elles se ressemblent, c'est par un siége commun et quelques symptômes communs peu importans. La fièvre inflammatoire, la fièvre intermittente avec ses différens types, la fièvre rhumatismale de Stoll, sont peut-être autant de maladies spéciales. On pourroit étendre bien plus encore ce catalogue.

En suivant cette marche qui me semble la plus exacte, la plus naturelle, on cesseroit d'étudier comme maladies primitives et essentielles, beaucoup d'affections pathologiques qui prendroient leur rang parmi les secondaires, en ce qu'elles ne sont que des élémens d'un état pathologique plus vaste, plus général, ou seulement des degrés, des époques, des circonstances d'une même maladie. La plupart des fièvres appelées primitives ne doivent plus être regardées comme telles. Selle, Bichat, et dans ces derniers temps M. Broussais, ont prouvé jusqu'à l'évidence que les fièvres ne forment point une classe naturelle de maladies. La pluplart des hydropisies ont été rangées parmi les maladies consécutives. Les inflammations ne sont peut-être qu'une forme que toutes les maladies peuvent prendre, mais qui n'en constitue pas plus la nature que la suppuration qui lui succède dans beaucoup de circonstances. Déjà pour les hémorragies, une grande réforme est faite dans la manière de les considérer, et aujourd'hui l'on ne s'attache plus uniquement au symptôme matériel qui a imposé son nom à la maladie, et qui a été dans le traitement la source des plus funestes erreurs; mais l'on s'efforce d'embrasser tout l'appareil des mouvemens qui constituent cet état, et dont le moindre est le flux de sang, puisque ce symptôme est postérieur dans son développement à tous les autres; qu'il les complète en quelque sorte, et qu'interprété, selon une bonne logique médicale, il appartient à la thérapeutique naturelle ou aux mouvemens conservateurs spontanés, bien plus encore qu'à la pathologie. Les altérations organiques elles-mêmes, dont on s'occupe tant aujourd'hui, si on les considère hors des maladies auxquelles elles appartiennent, et dont elles sont la suite naturelle ou le complément, n'offrent plus, dans leur ensemble, qu'une science tronquée, curieuse plutôt qu'utile au médecin ; c'est une classification méthodique des transformations singulières et bizarres dont nos tissus sont susceptibles ; c'est une sorte d'histoire naturelle pathologique. Pour se faire une idée lumineuse des maladies, disoit Grimaud (1), il est important de les envisager d'une manière abstraite et indépendamment de toute altération manifeste, bien plus souvent effet que cause de ces maladies.

Mais si on considère les maladies organiques comme le plus haut degré, comme la terminaison d'un état pathologique antérieur ; si on lie ces deux états par une histoire bien faite des symptômes qu'ils ont successivement présentés, on peut suivre les deux affections dans une progression non interrompue qui les confond ; on voit

---

(1) Cours complet de physiologie ; ouvrage posthume. *Paris*, 1818, t. 2, pag. 82.

l'histoire de l'une naître en quelque sorte de celle de l'autre. Aucune maladie organique de cause interne (nous n'avons pas cru devoir avertir que nous ne parlions point des maladies organiques de cause externe) n'a été telle qu'après avoir passé par l'état d'une affection pathologique purement vitale. C'est sous ce point de vue qu'on a trop abusé des données, d'ailleurs fort importantes, fournies par les autopsies cadavériques, pour s'élever aux doctrines générales des maladies et pour juger leur nature. Le plus grand défaut des doctrines élevées sur cette seule base, est d'être incomplètes, sans compter qu'elles sont quelquefois fausses de tout point. Ainsi, le cancer avant d'avoir désorganisé nos tissus et produit ces masses énormes qui effraient la vue du médecin opérateur, préludoit à cette destruction par un changement dans les lois de la vie, borné d'abord à la partie qu'il envahissoit. Ainsi, cette partie éprouvoit déjà un changement dans ses fonctions, des douleurs d'une nature spéciale, revenant dans des circonstances particulières, et qui éclairoient l'observateur attentif sur la nature du désordre futur, bien long-temps avant que la ruine du tissu fût consommée.

Après avoir décidé qu'une maladie est inflammatoire, l'on n'a point encore une idée suffisante de sa nature. L'on ne connoît encore que la forme qu'elle affecte, forme qu'elle use quelquefois rapidement pour en essayer une autre. Il faut encore rechercher à quelle diathèse, à quelle affection particulière se rattache cette forme inflammatoire. Est-ce le principe vénérien, le goutteux, le variolique qu'il faut accuser? Quelle est la nature et le caractère de l'épidémie régnante? Sydenham a vu les remèdes qui avoient réussi dans la dyssenterie d'une saison, devenir extrêmement pernicieux dans la même maladie l'année suivante, quoique rien n'annonçât que l'entérite fût différente aux deux époques. La goutte est toujours la goutte, sous quelque forme qu'elle se présente, soit qu'elle affecte l'allure d'une maladie inflammatoire ou nerveuse ou hémorragique, soit qu'elle paroisse avec les symptômes qui lui sont propres. Sarcone a décrit une phrénésie rhumatismale dont le traitement se rapportoit à celui de notre rhumatisme. Stoll mourut d'une affection à l'origine des nerfs qui fut jugée n'être qu'une forme du rhumatisme aigu. Pedratti, médecin à Crémone et condisciple de Morgagni, a vu une épidémie de pleurésies qui provenoient de vers dans l'estomac, et ne cédoient qu'aux vomitifs (1).

Cette étude des espèces naturelles des maladies, c'est-à-dire, des espèces telles que la nature les a formées et distinguées les unes des autres, et par

---

(1) Morgagni, *de sedibus et causis*. Ep. 21, §. 43 et 44.

des abstractions bien autrement sûres et précises que les nôtres, conduit à une sorte d'analyse, plus délicate encore, et qui n'importe pas moins à l'art de guérir, c'est celle des mouvemens conservateurs. La connoissance exacte de ceux-ci est la plus sûre base de la thérapeutique.

Il me semble que l'art a trop méprisé les moyens de la nature ; qu'il s'est au moins trop méfié de ses ressources, d'où il suit qu'il a trop usurpé l'initiative et la direction des traitemens. La conduite que l'on tient aujourd'hui semble cependant proclamer de plus en plus cette vérité. Ainsi, une sage et prudente expectation appliquée à un plus grand nombre de maladies, la réduction, tous les jours augmentée, des moyens curatifs, le choix des remèdes fait avec plus de discernement, leurs combinaisons plus simples, l'attention minutieuse apportée aux soins du régime : tout annonce que l'art est devenu plus modeste dans ses prétentions, et qu'il reconnoît davantage l'immense pouvoir de la nature.

En effet, elle seule guérit et sans cesse elle cherche à guérir, et il n'est pas un de ses mouvemens qui, bien compris, ne tende avec plus ou moins de succès à ce but. C'est notre ignorance, c'est plus souvent encore notre présomption, qui nous empêche de voir clairement l'intelligence qui préside à ses moindres actes. Nous l'accusons de désordre, lorsqu'elle agit d'après un plan vaste, continu, régulier; nous nous plaignons de sa foiblesse, aveugles que nous sommes, lorsqu'elle déploie ses moyens avec le plus de richesse et de variété.

La fièvre, que nous accusons si souvent, n'est peut-être, selon ses vues, qu'un moyen général de résolution. C'étoit, selon Sydenham, un mouvement spontané et violent pour expulser une matière morbifique. Ce langage n'a besoin que d'être traduit pour être encore exact : car le langage des sciences varie incessamment, et selon les découvertes qui en changent les théories, lorsque souvent les idées restent les mêmes. C'est un effort de la nature pour régulariser les fonctions troublées ou dérangées. Que savons-nous si le délire auquel nous opposons toutes les irritations cutanées, rationnelles ou bizarres que l'art peut imaginer, n'est pas, dans les maladies surtout où il exprime le plus haut degré de l'inflammation, un moyen de la nature pour concentrer la puissance nerveuse à son origine, et priver à un certain point de son influence des organes malades qu'elle soustrait par là au stimulus qui tend à désorganiser leur tissu ? Quoi qu'il en soit de cette idée, ou de toute autre qui expliqueroit les choses plus heureusement, il est certain que le délire est un accident bien moins redoutable dans les maladies de mauvais caractère, que ce désespoir tranquille, raisonné, augmenté par tous les plus noirs pressentimens, où l'âme contemple, prévoit, calcule et suit avec une grande justesse de sentiment et d'idée, la ruine inévitable de son corps. Les convulsions, dont nous sommes tant effrayés, ne sont peut-être, dans l'ordre des moyens curatifs naturels, qu'une salutaire réaction des nerfs pour épuiser, par ces secousses violentes, et en quelque sorte électriques, une irritation extrême qui les importune ou les accable. Il seroit facile de réduire la douleur elle-même, que l'on a tant et si souvent calomniée, à ce plan de conservation générale. Un célèbre médecin de l'époque présente, dont la thérapeutique paroît si conforme à ces vues, mais dont la théorie s'en éloigne à tant d'autres égards, ce qui paroît une contradiction ou au moins une lacune dans son système, s'écrie avec enthousiasme, et dans un moment où le langage didactique ne suffit plus à l'excès de son admiration pour les prodiges de l'art : Eh ! laissez donc dormir votre vieux père frappé d'apoplexie ! Cette allocution est vive, et c'est tout ; elle est certainement plus vive que juste. Il n'est pas bien prouvé, répondrai-je, que ce sommeil soit aussi funeste que vous le pensez, et qu'il n'entre point dans les vues de la nature pour opérer la résolution du sang épanché au sein du cerveau. Je sais, par expérience, que le sommeil est un puissant remède dans quelques affections cérébrales ; et, par exemple, Hippocrate nous apprend dans les Coaques, §. 172, qu'il dissipe d'une manière sûre la céphalalgie fébrile.

Il est certain que nous guérissons quelquefois en agissant dans le sens même de la nature, et en complétant par nos moyens l'effort salutaire qu'elle a entrepris, et qu'elle n'a pas la force d'achever. C'est ainsi que Rivière, à une époque où le quinquina n'étoit point connu, a guéri des fièvres ataxiques intermittentes soporeuses,

soporeuses, en donnant l'opium dans l'intervalle des accès. J. P. Frank rapporte une observation curieuse, relative à ce principe, et que je m'empresse de citer ici (1). Ce célèbre médecin passant à Turin, fut appelé en consultation pour un homme âgé de quarante ans, qui étoit réduit au dernier degré de consomption par une diarrhée fort ancienne. Il indiqua quelques remèdes auxquels on n'avoit pas songé, et que son expérience particulière lui avoit fait connoître avantageux dans les flux de cette espèce. Ces nouveaux secours ne furent pas plus efficaces que tant d'autres vainement essayés jusqu'alors. Le malade ennuyé écouta les promesses d'un empirique, qui lui fit prendre une poudre drastique dont il cachoit la composition. Une superpur-

---

(1) *De curandis hominum morbis Epitome.* Lib. v *de profluviis. Diarrhœa.*

gation des plus violentes en fut le résultat : le malade fut près de mourir ; mais son dévoiement cessa par cette crise, et bientôt la santé se rétablit franchement et entièrement. A cette occasion, Frank se demande si les drastiques seroient capables de guérir quelquefois la diarrhée. Un fait semblable s'est passé sous mes yeux en 1817. Un dessinateur de cette ville étoit consumé depuis dix mois par un cours de ventre, avec de légères coliques au moment des selles. Ni le régime le mieux réglé d'abord, ni ensuite la diète la plus sévère, ni les adoucissans, ni les antiphlogistiques de toute espèce n'avoient pu le guérir. Il prit un jour, sans m'en rien dire, une forte dose du sirop ou élixir de Leroy, composition secrète et extrêmement drastique. Il vomit plusieurs fois et fut horriblement purgé pendant vingt-quatre heures. On crut qu'il alloit périr, tant il étoit foible et exténué. Mais cette crise terminée, la convalescence commença ; elle fut rapide autant que complète.

Le fait suivant me paroît encore se rapporter à cet ordre de considérations. Un empirique, aux environs de Lyon, s'est acquis, depuis 1803, quelque célébrité dans le traitement de l'épilepsie ; par un raffinement de tromperie bien fait pour abuser le crédule vulgaire, il n'exige son salaire que deux ans après le traitement, et lorsque la guérison paroît confirmée à tout le monde. Il passe même des contrats par-devant notaire avec ceux dont il entreprend la guérison à ces conditions, et l'un de ces singuliers contrats m'est tombé un jour dans les mains. Son secret consiste en une poudre qu'il fait prendre le matin, et il oblige le malade de garder le lit tout ce jour là dans la crainte, s'il restoit levé, qu'il ne s'assommât ; et en effet de nombreux et violens accès d'épilepsie ont lieu pendant vingt-quatre heures. Le malade se trouve le lendemain dans un affaissement extrême avec stupeur ou délire ; là se termine le traitement et l'opération du remède. Le malade est exempt de son mal pour plusieurs années, quelquefois même pour toujours. Il est impossible que ces faits ne soient que d'heureux hasards ; ils se rattachent indubitablement à quelque grande loi thérapeutique, que j'ai peut-être entrevue dans le principe ci-dessus établi, mais qui reste encore à mieux déterminer que je n'ai pu le faire.

C'est peut-être dans cette catégorie d'effets spontanés ou provoqués par un art actif, qu'il faut comprendre, au moins comme termes de comparaison, quelques opérations thérapeutiques, quelques moyens raisonnés qu'on seroit tenté de condamner au premier aspect ou de regarder comme nuisibles, en ce qu'ils augmentent d'abord la maladie qu'ils doivent bientôt faire cesser entièrement. Ils épuisent, ils consomment un effort tenté par la nature en le portant tout à coup et avec violence à son plus haut degré. Le quinquina agit de la sorte dans quelques méthodes contre les fièvres intermittentes : l'accès qui suit son administration est remarquable par son intensité ; mais cet accès est le dernier : la nature semble épuiser son action morbifique en le produisant. Beaucoup de maladies chroniques ne cessent que par une crise violente qui met tout à coup les jours du malade en danger. Le médecin observateur juge avec calme ces mouvemens perturbateurs spontanés ; il se réjouit en secret de l'événement heureux qui se prépare, lorsque le vulgaire, qui ne voit que l'état présent, pâlit et tremble à la vue d'une scène qui lui semble devoir être la dernière. Cléonacte, comme je l'ai déjà dit, guérit par une crise de cette espèce au quatre-vingtième jour de sa maladie. M. Bayle dut aussi à une crise semblable la guérison d'une maladie qui ressembloit à la phthisie pulmonaire, et qui duroit depuis deux mois et demi. Les empiriques ont sur nous cet avantage immense, que n'ayant aucun intérêt social à ménager, aucune renommée à défendre, ils osent tout effrontément et impunément. Ils placent la nature, malgré ses retards et ses résistances, dans cet état violent et critique dont elle sort souvent victorieuse. C'est le supplice de la question qu'ils lui font subir; il faut qu'elle s'explique clairement ou qu'elle se taise pour toujours. Tel est le langage que je tenois, il y a plus de dix ans, à mon illustre maître Charles-Louis Dumas, qui venoit d'être nommé à Montpellier professeur de clinique pour les maladies incurables, et j'ajoutois: Un médecin éclairé, observateur passif, qui auroit suivi, pendant quelques années, la pratique d'un charlatan fameux, en tenant un journal exact de tous les faits offerts à ses regards, des nombreuses fautes commises par son patron, de ses erreurs, de son impéritie, de son audace aveugle, de ses succès inespérés, enrichiroit l'art de plus d'observations curieuses et utiles, relativement à ces maladies, que vous ne le ferez, après un long exercice, par votre médecine savante, méthodique et rationnelle, et par là même, dans les cas de votre département, presque toujours timide, méticuleuse, insuffisante.

A l'étude des mouvemens conservateurs, se rattachent une foule de pratiques ou procédés thérapeutiques, évidemment empruntés à la nature, et dont l'observation de ses crises ou de ses efforts salutaires a donné la première idée. Ainsi les hémorragies ont fait penser aux évacuations sanguines artificielles. Les escarres gangréneuses qui se forment spontanément dans une foule de maladies graves, où la puissance nerveuse est essentiellement intéressée, ont fait imaginer l'emploi du feu, des cautères et des escarrotiques dans ces mêmes maladies. L'usage des émétiques et des purgatifs n'a pas une autre origine. La méthode des vésicatoires a son principe dans les affections pemphygoïdes. L'urtication a son analogue dans les fièvres ortiées. Il n'est pas jusqu'à l'éruption vaccinale qui ne trouve une sorte d'imitation, au moins de ses produits les plus matériels et les plus grossiers, dans l'emploi de la pommade d'Authenrieth. Lorsque nous connoîtrons mieux la théorie compliquée des médications narcotiques, nous posséderons l'art d'engourdir à volonté certains centres sensitifs en laissant aux autres leur activité naturelle (1).

Il seroit facile de pousser beaucoup plus loin cette comparaison, et de

---

(1) L'observation des maladies avec incubation porteroit à admettre la possibilité des poisons *ad tempus*, dont l'existence est encore problématique pour un grand nombre de médecins.

l'étendre à la plupart des moyens dont l'art fait l'emploi le mieux réglé et le plus judicieux. Les médications qu'on en obtient ne sont pas d'une autre nature que les médications naturelles et spontanées. Dans celles-ci, la nature suit ses propres lois ; dans les autres, elle obéit à une impulsion étrangère.

C'est ainsi qu'en suivant pas à pas la nature, nous trouvons la thérapeutique toute tracée dans la pathologie, et que l'étude de l'une ne sauroit être séparée sans une abstraction forcée de l'étude de l'autre. Les mouvemens qui constituent la maladie se confondent à leur origine avec ceux qui opèrent les guérisons, et Galien avoit raison de dire : *Morborum cognitio est materia remediorum.*

Quand ces principes seront plus généralement adoptés, on sentira davantage l'importance des méthodes thérapeutiques naturelles, comme les appeloit Barthez, de ces méthodes qu'Hippocrate appliquoit au traitement de toutes les maladies aiguës, et qui ne sont pas autre chose que l'ensemble des mouvemens conservateurs spontanés. L'art n'osera plus se croire le rival de la nature ; il réduira ses jugemens à un doute modeste, et renfermera plus souvent son activité dans les bornes d'une sage expectation.

Tous les bons esprits hâtent par leurs vœux cette heureuse révolution ; et déjà il semble que la thérapeutique prend cette direction philosophique. Quel beau jour pour l'humanité, que celui où les sciences médicales formeront un corps imposant et particulier de doctrine, servant de base et comme de point d'appui à toutes les connoissances humaines, à toutes celles au moins qui ont l'homme pour objet ; où l'art de guérir séparé de ces sciences, et y puisant ainsi que les autres et comme à une source commune, sera réduit à un petit nombre de pratiques sûres, imitées de la nature, et tellement simples, qu'il y aura plus de honte encore à les ignorer que de gloire à les connoître ou à les enseigner aux autres; où la médecine administrative, si utile aux hommes rassemblés en masse, qui consiste toute en soins de précaution et de prévoyance, et dont on peut voir l'ébauche grossière dans nos règlemens sanitaires, dans nos moyens de répression contre les maladies contagieuses, dans notre police médicale, dans nos ordonnances relatives aux grands établissemens publics, dans nos instructions contre les épidémies et les épizooties, deviendra une institution considérable, et justement honorée par les gouvernemens, transformera notre art en une magistrature utile, et le médecin en un fonctionnaire public, qui ne sera plus à la merci des salaires particuliers, mais à la solde du Prince ou de l'État!

Non-seulement la nature guérit,

mais le plus souvent elle n'a besoin pour cela que d'elle-même. L'orgueil des médecins souffre encore la première proposition; mais il s'indigne et se révolte à la seconde. Je serois injuste cependant, si je niois que dans un petit nombre de cas la nature est trop foible, trop mal inspirée dans ses opérations pour se suffire toute seule; elle attend de l'art un généreux appui, et c'est ici seulement que le talent de l'artiste peut éclater. Dans la plupart des cas ordinaires, la même maladie guérit par les méthodes de traitement les plus opposées; le bon médecin et le mauvais ne sauroient être absolument distingués; leur œuvre différente reste confondue dans un résultat commun. De Haën a exprimé cette vérité d'une manière très-remarquable : *Valentior natura haud morbo duntaxat, verùm etiam sarcinatori cuicumque, viribus præpollet, neque minùs inepto quàm apto medico famam conciliat, autoritatem, honores opesque*. Rat. med. cont., P. 1. J'aime à traduire cette phrase ainsi : Plus puissante que le mal, plus intelligente que l'art officieux et fanfaron accouru pour l'aider, la nature triomphe de tous les obstacles ; et lorsque par sa seule valeur elle a vaincu l'ennemi, elle laisse généreusement à son équivoque allié les honneurs et le butin de la victoire.

Il seroit difficile sans doute de lier ces notions à celles dont se compose essentiellement ce formulaire, et je n'en ai pas le projet. Je suis même effrayé en relisant cette préface de toutes les vues hypothétiques que j'y ai rassemblées ; je ne sais trop comment le public les recevra ; une seule chose me rassure, c'est qu'elles sont toutes déduites des faits, et qu'elles peuvent toutes y être ramenées facilement. Or, les faits sont constans, faciles à vérifier, et je ne réclame pour eux aucune indulgence. Je prie le lecteur de s'en tenir à eux plutôt qu'aux inductions, quelquefois trop hardies, que j'en ai tirées.

Un formulaire est nécessairement un ouvrage empirique. Placé aux dernières extrémités de l'art, il en forme la partie la plus matérielle. Cependant des ouvrages qui ont cette partie pour objet sont encore au niveau de la science, et de long-temps peut-être l'on ne pourra se passer de ces règles pratiques.

Le médecin, en combinant plusieurs remèdes, se propose un but plus noble que celui d'étaler avec orgueil les nombreux moyens que l'art met à sa disposition pour guérir les maladies. Il cherche bien plutôt à multiplier ses ressources, à guérir mieux et plus sûrement. L'art de formuler seroit indigne d'occuper un seul instant un esprit grave et judicieux, s'il ne consistoit que dans l'élégance pharmaceutique des combinaisons. Quoique beaucoup de formules ne soient que des recettes empiriques dont l'action échappe à tous les raisonnemens, ce n'est pas une raison de s'en priver, que de ne point comprendre leur manière d'agir et de ne pouvoir assujettir leurs résultats à des règles fixes. Que de pratiques dans tous les arts restent long-temps empiriques avant de passer dans le système de nos connoissances raisonnées ! D'autres formules dédommagent l'esprit de cette foi aveugle que les premières semblent exiger; elles laissent entrevoir des rapports, et se rattachent à des principes.

On en trouvera dans cet ouvrage qui appartiennent à ces deux ordres de moyens curatifs. Nous avons ramené à leur source thérapeutique celles dont l'action étoit susceptible de quelque analyse. Nous avons enlevé à l'empirisme tout ce qu'il étoit possible de lui enlever, pour balancer les concessions qu'il falloit lui faire d'un autre côté. C'est un avantage spécial qu'offre notre travail, et qu'on ne retrouve point dans des ouvrages du même genre, d'ailleurs très-estimables, qui ont paru dans ces derniers temps. Nous avons fait un choix de formules dans les ouvrages de médecine pratique que les noms de leurs auteurs recommandent le plus à la considération des savans. Celles dont nous n'avons point indiqué les sources, nous appartiennent; elles sont le fruit de vingt-un ans d'études, ou d'observations dans les hôpitaux, ou d'expérience pratique. Un petit nombre prend date d'une période plus ancienne encore, et remonte aux époques les plus studieuses de notre vie, aux années 1796 et 1797, où nous suivions avec toute l'ardeur d'une jeunesse avide d'instruction, les exercices de la Clinique de Montpellier, sous la direction des célèbres professeurs Henri Fouquet, Jean Petiot et Charles-Louis Dumas. J'ai l'avantage d'offrir au public plusieurs formules de Tronchin, qui paroissent ici pour la première fois. Elles

m'ont

m'ont été communiquées par un pharmacien distingué de cette ville, qui en a recueilli plus de deux cents, dont plusieurs sont écrites dans tout leur contenu, et avec leurs considérans, par Tronchin lui-même. Je les crois dignes de quelque intérêt, quoiqu'elles ne soient pas du bon temps de ce grand maître. Datées de Genève, aux années 1757 et suivantes, elles embrassent une période de cinq ans, et portent en général le caractère de cette grosse polypharmacie allemande ou hollandaise, que l'auteur n'avoit point encore abjurée pour les sages expectations de la médecine hippocratique, qui plus tard l'ont rendu si célèbre à Paris, et dans toute l'Europe.

En considérant aujourd'hui la simplicité de notre thérapeutique, on s'étonnera avec raison que Tronchin, à l'époque dont nous parlons, et tant d'autres médecins habiles et capables de juger ces puérilités, aient pu négliger tant d'intérêts plus importans que les remèdes, et les règles du régime par exemple, pour le vain art de composer d'élégantes formules.

Cette surprise cessera peut-être lorsqu'on aura remarqué que ce goût est presque aussi ancien que la médecine elle-même. Les ouvrages des médecins grecs sont remplis de formules les plus compliquées. Les livres mêmes qui nous sont restés sous le nom d'Hippocrate, offrent des combinaisons bizarres de remèdes, dont l'expérience des temps les plus reculés, transmise par tradition, avoit sans doute consacré les heureux effets. L'oximel simple dont on faisoit alors un si grand usage dans les maladies aiguës, est une boisson composée. Lorsqu'on vante la simplicité de la médecine grecque, on ne doit entendre ce mot que de ses théories bornées à l'intelligence la plus vulgaire des faits ; on se feroit une étrange idée de ce mot si on l'appliquoit aux procédés thérapeutiques, et si l'on pensoit que les médecins grecs ne prescrivoient jamais dans leurs traitemens que des remèdes simples.

Après les sciences religieuses, la superstition ne s'est mêlée nulle autre part avec plus d'autorité que dans la médecine, et surtout dans la partie de cette science qui traite des drogues soit simples soit composées. Vers la fin du XVI.e siècle, le savant Conrad Gessner, publia une dissertation plus curieuse qu'utile, qui offre un immense catalogue de tous les simples désignés par le nom d'un saint ou d'une sainte. La botanique, en s'élevant au rang des sciences les plus philosophiques et les plus régulières, a depuis long-temps réformé cette pieuse nomenclature, qui se se maintient encore dans la pharmacologie. N'avons-nous pas en effet les pilules bénites, les pilules de salut, l'eau céleste, l'emplâtre de la mère de Dieu, l'onguent des apôtres, le baume samaritain, etc., etc.; dénominations qui rappellent ces heureux temps, à jamais perdus pour nous, où l'on guérissoit la plupart des maladies avec des prières et des bénédictions ? D'autres noms également ambitieux attendent aussi la réforme que leur prépare l'esprit philosophique, qui après avoir parcouru les hautes régions de la médecine, s'introduira aussi dans ses plus petits détails. N'est-il pas étonnant qu'au commencement du XIX.e siècle, nous connoissions encore des remèdes qui s'appellent catholicum, magistère, panacée, quintessence ou cinquième essence, huile des philosophes, poudre de vie, grains de santé, etc.? Tous ces noms sont mal sonnans aujourd'hui, et il est bien déplorable que le langage de l'art n'en soit pas encore purgé.

On croiroit que de semblables erreurs partent du vulgaire, et c'est bien plutôt dans le fol engouement des médecins et dans leur crédulité, qu'elles prennent leur source. On a vu un célèbre professeur de Paris, dont le nom figure quelquefois dans ce formulaire, prescrire dans toutes ses ordonnances le fiel de taureau; un autre avoit la même confiance aveugle dans le savon. Tel autre ose imprimer qu'il renonceroit à l'exercice de la médecine, s'il lui étoit défendu d'employer telle ou telle substance; l'on a dit cela du tartre émétique, de l'opium, du quinquina, du mercure et de ses nombreuses préparations, etc., etc.

Nous avons adopté pour ce formulaire l'ordre alphabétique, et cet ordre nous a paru aussi bon qu'un autre, appliqué à un ouvrage qui n'est point didactique et qui appartient essentiellement à la pratique de la médecine. Pourvu que tout s'y trouve, c'est assez sans doute. Le fond des choses importe plus ici que leur distribution plus ou moins régulière. Il ne seroit pas impossible cependant de trouver une méthode moins arbitraire, et qui classât les moyens thérapeutiques selon les maladies contre lesquelles ils ont été employés avec le plus d'avantage. Les considérations suivantes serviront à prouver qu'on pourroit réduire les formules à certaines classes générales.

Les pilules qu'on appelle pilules de Tissot, peuvent être données pour modèle de toutes les compositions de ce genre où l'on cherche à stimuler doucement les organes abdominaux, et à faciliter la circulation du sang noir abdominal. Composées de gomme ammoniaque, de savon médicinal, d'extrait de dent de lion cuit à consistance de miel, et d'un sirop légèrement amer, elles constituent pour les maladies chroniques une sorte de médecine polychreste, tant est grand le nombre de ces maladies où ces pilules conviennent. On a imité cette combinaison de différentes manières qui toutes peuvent y être rapportées. L'un substitue à l'extrait de dent de lion celui de ciguë ; un autre celui de fumeterre ; un autre trouve le fiel de bœuf préférable au savon. Ce ne sont que des variétés d'un type primitif. Tissot lui-même n'étoit point inventeur de cette heureuse et utile combinaison ; il n'a fait que réduire à leurs principes essentiels et vraiment actifs des formules semblables, mais beaucoup plus compliquées, que l'on trouve dans Fernel, Baillou, Stalh, Hoffmann, etc.

La combinaison d'une ou de plusieurs gommes-férules avec un extrait fortement amer, comme celui de quinquina, ou de chardon bénit, ou de camomille, constitue la base des compositions antispasmodiques diverses, par lesquelles on cherche plus particulièrement à régulariser les fonctions de l'organe utérin.

On peut rapporter aux pilules de Ludolf, comme modèle, une foule de pilules hydragogues, imaginées contre les différentes espèces d'hydropisie. Ces pilules sont une combinaison de scille, de soufre doré d'antimoine, de sel volatil de succin, d'elaterium et d'huile d'anis. On en donne d'abord dix grains ; et l'on augmente progressivement cette dose par la suite. Elles opèrent par les urines et par les selles, et quelquefois seulement par une seule de ces voies.

Dans les rapports acides, c'est toujours une terre absorbante, diversement combinée avec les préparations de menthe poivrée, ou le camphre, ou un principe amer, ou une substance hypnotique, selon les vues particulières du médecin, qui fait la base des prescriptions.

Les auteurs qui ont traité des épidémies de fièvre bilieuse, ont mis en réputation, sous le titre de remèdes digestifs, une foule de compositions qui ont pour objet d'exciter doucement la secrétion du foie. Les uns donnent dans ces vues le tartre émétique à petite dose, seul ou mêlé avec la crême de tartre, et étendu dans une grande quantité d'eau. D'autres préfèrent un mélange de crême de tartre et de rhubarbe; d'autres une poudre composée de rhubarbe et de tartre tartarisé ; d'autres le citrate de potasse, animé avec un principe légèrement aromatique, et tel qu'on l'obtient par la potion saline de Rivière : mais de toutes ces préparations, aucune ne remplit plus sûrement les intentions du médecin, que la combinaison du calomel et du diagrède sulfuré, indiqué par Finke, et généralement employée dans les maladies bilieuses des Européens, sous les tropiques et sous la ligne. Autour de cette formule simple viendroient donc se ranger, comme autant d'imitations plus complexes mais tendantes au même but, les pilules altérantes de Plumer, et tant d'autres combinaisons où un sel mercuriel est uni à différentes substances pour ranimer les secrétions hépatiques languissantes.

Le tartre tartarisé est la base des

compositions les plus efficaces contre l'affection hypocondriaque. L'expérience a constaté la propriété spéciale qu'il a de dégorger, mieux qu'aucun autre sel neutre, le système du sang noir abdominal. Grant l'ordonnoit, à dose purgative, dans une pinte d'eau de roses tous les matins; Mutzel, sous forme d'électuaire, combiné avec du miel; Klein, mêlé avec la poudre d'écorce d'orange et quelques gouttes d'huile de cajeput. C'est encore dans le carreau des enfans le remède le plus résolutif, et l'on aime alors à le combiner avec l'extrait aqueux de rhubarbe ou la décoction de quinquina.

On doit à Fréderic Hoffmann plusieurs formules également simples, élégantes, efficaces, dont plusieurs ont contribué à perfectionner le traitement des diverses espèces de consomptions. C'est toujours le lait ou quelqu'un de ses principes, qui fait la base des combinaisons antiphtisiques, inventées par Hoffmann. Il a mis en vogue contre certaines consomptions l'eau de Selter coupée avec le lait, le sucre de myrrhe, qui n'est que du sucre de lait mêlé avec l'extrait aqueux de myrrhe, le petit-lait qui porte son nom, et qui est à peine connu en France, l'eau de chaux, la décoction de quinquina, avec lesquelles le lait s'unit très-efficacement dans la proportion d'un quart, d'un tiers ou de moitié.

Dans les fièvres intermittentes et les maladies périodiques qui s'y rapportent, le quinquina est le principe dominant de toutes les formules. Les uns le combinent avec l'opium, d'autres avec la valériane, le sel ammoniac, la rhubarbe, la cascarille, des préparations antimoniales, des martiaux, la magnésie; et certes, cette dernière combinaison n'est pas la moins salutaire. N'oublions pas, parmi les associations moins usitées du quinquina, la combinaison de cette écorce avec la teinture de cantharides, employée avec succès par les médecins du nord contre la coqueluche. Je ne connois rien de plus efficace contre les affections spasmodiques, que l'union du quinquina avec la valériane, la magnésie et l'opium. Cette formule, dont j'ai donné un exemple dans le cours de ce formulaire, pourroit servir de modèle pour toutes les combinaisons du même genre.

Dans les maladies organiques du cœur, et toutes les fois que la circulation trop active du sang a besoin d'être réprimée, on songe de suite à la digitale pourprée, dont les diverses préparations se perfectionnent et se multiplient tous les jours. L'une des plus heureusement imaginées est son union avec l'éther sulfurique; l'éther augmente la vertu antispasmodique spéciale qu'elle exerce sur l'organe central de la circulation; il diminue aussi sa propriété nauséabonde, et permet à l'estomac d'en supporter de plus grandes doses.

Dans tous les flux muqueux chroniques, entretenus par le relâchement des membranes, n'oublions pas l'utilité des formules composées de terres absorbantes seules, ou mêlées avec un léger principe tanin. L'eau de chaux, parmi les remèdes simples de ce genre, tient le premier rang; et ce n'est pas sans raison que Soemering l'appelle *potentissimum illud contra muci corruptionem remedium* (1). Sa combinaison avec le cachou la rend plus efficace encore contre tous les flux invétérés.

Je crois avoir suffisamment démontré qu'un formulaire, quoiqu'il appartienne à la partie la plus empirique de l'art de guérir, est susceptible de recevoir, comme les autres branches de la médecine, les formes les plus régulières de la science. En réduisant les maladies à certain nombre de genres auquel cor-

(1) *De corporis humani fabrica*. Tom. VI, p. 256.

respondroit un nombre égal de substances simples, reconnues par l'expérience éminemment propres à combattre les maladies établies par ces genres déterminés, on placeroit en seconde ligne comme autant d'espèces les combinaisons diverses dont ces substances primitives sont susceptibles. Un formulaire, présenté de cette manière, auroit ses racines dans la pathologie autant que dans la thérapeutique, et seroit à la fois un ouvrage didactique et un manuel pratique; il ne seroit pas moins utile à l'exercice de l'art qu'à son enseignement, aux élèves qu'aux jeunes médecins. Je me borne à indiquer ce plan comme le plus philosophique à suivre dans un ouvrage de ce genre. Il sourira peut-être un jour à quelque homme plus instruit que moi, qui, en s'y conformant, nous donnera un formulaire raisonné, et soustrait, autant que possible, aux règles trop absolues de l'empirisme.

Lyon, le 19 octobre 1819.

NOUVEAU
FORMULAIRE
MÉDICAL
ET
PHARMACEUTIQUE.

APOZÈMES DIURÉTIQUES.

Prenez Racine de raifort sauvage, depuis 2 jusqu'à 4 gros.
Baies de genièvre concassées, demi-pincée.
Marrube blanc, une forte pincée.

Versez sur le tout trois grandes verrées d'eau bouillante; laissez infuser sur les cendres chaudes pendant une heure; retirez du feu, et après refroidissement coulez.

On prend ces trois verrées le matin à jeun; une à six, à huit et à dix heures. On ajoute à chaque verrée, au moment de la boire, une cuillerée à bouche du mélange suivant:

Prenez sirop scillitique, ...	de chaque 4 onces.
—— de polygala de Virginie au vin blanc	

Mêlez.

J'emploie souvent et avec succès ces apozèmes dans l'hydropisie atonique. Leur usage, secondé par un régime convenable, produit, en quinze à vingt jours, une abondante évacuation d'urine qui emporte l'hydropisie.

AUTRES APOZÈMES DIURÉTIQUES.

Prenez Oignons blancs de moyenne grosseur, n.° 2.
Cresson de fontaine, une forte pincée.
Petit-lait clarifié, 20 onces.

On concasse légèrement les oignons, et l'on froisse et déchire le cresson. Faites cuire le tout ensemble jusqu'à réduction de 12 onces (environ deux verres de table). Ajoutez dans la colature

Vinaigre scillitique 1 once et demie.

On prend cette boisson, le matin à jeûn, en deux verrées ; l'une à sept et l'autre à neuf heures. On seconde l'effet diurétique de ce remède en buvant aux principaux repas une infusion légère de réglisse nitrée et animée avec un peu de vin blanc sec. Il est rare qu'on ait besoin de cet auxiliaire ; il faut plutôt modérer l'action diurétique trop forte, et il suffit pour cela de faire boire au malade quelques verres d'une tisane de semences de lin ou de guimauve, édulcorée avec le sirop de gomme arabique.

APOZÈMES FÉBRIFUGES ET PURGATIFS.

Prenez Quinquina jaune concassé . . . } de chaque
Crême de tartre (tartrate acidule } 4 gros.
de potasse). . . . . }
Feuilles de dent de lion ou de chicorée amère, une pincée.
Eau bouillante, trois grandes verrées.

Faites cuire jusqu'à réduction de deux verrées.

On prend ces deux verrées, le matin à jeun, une à sept et l'autre à dix heures. On boit, entre les deux verrées, un bouillon coupé. On peut substituer le sulfate de magnésie ou sel d'Epsom, à la crême de tartre ; mais quel que soit le sel que l'on préfère, il faut le faire cuire avec le quinquina. C'est une circonstance importante de cette préparation, qui en augmente singulièrement la vertu, et qui la fait différer des autres apozèmes fébrifuges vulgairement employés, où l'on se contente d'animer par un sel neutre quelconque, une décoction plus ou moins concentrée de quinquina.

APOZÈMES TEMPÉRANS DE LIEUTAUD (1).

Prenez Racine de chicorée . . . . 1 once.
Orge en paille . . . . 4 gros.
Semences froides . . . . 3 gros.
Feuilles d'oseille . . . . 1 poignée.

Faites cuire ensemble dans une pinte d'eau jusqu'à réduction de trois demi-setiers.

On prend cette boisson, le matin à jeun, en quatre verrées; une verrée à sept, à huit, à neuf et à dix heures. On ajoute à chaque verrée, au moment de la prendre, une petite cuillerée à bouche de sirop de nymphœa, ou d'orgeat, ou de groseilles.

BAIN RÉSOLUTIF.

Prenez Foie d'antimoine (oxide d'antimoine sulfuré), ... 6 gros.
Soude, ... 3 gros.
Sel commun (muriate de soude), 1 once.
Sel ammoniac (muriate d'ammoniaque), ... 4 gros.

Faites bouillir ensemble dans six pintes d'eau.

On trempe le membre malade dans ce bain, deux ou trois fois par jour, pendant une heure chaque fois. On laisse sur la partie des linges imbibés de cette décoction.

---

(1) Matière médicale. Tempérans.

Ce bain convient dans les indurations lymphatiques des membres, dans celles surtout qui ont été si bien décrites par M. Alard (Voy. son histoire de l'Eléphantiasis des Arabes), dans certaines tumeurs froides et de nature strumeuse, dans les œdèmes durs et rénitens des hydropiques, si improprement appelés œdèmes squirreux.

AUTRE BAIN RÉSOLUTIF.

Prenez Feuilles de sauge . . . . . . 1 ou 2 poignées.
Foie de soufre (sulfure de potasse), 1 once.
Sel marin (muriate de soude), . . 2 onces.
Soude, ... 4 gros.

Faites cuire le tout dans six pintes d'eau pendant quatre heures.

On plonge dans ce bain les parties affectées de spina-ventosa, ou d'humeurs froides, lorsqu'elles sont placées de manière à souffrir l'immersion. Dans le cas contraire, on les douche avec cette liqueur, et on les revêt de compresses qui en sont imbibées. La durée de l'immersion est de demi-heure, et l'on réitère ce bain local trois ou quatre fois par jour.

BAUME ACOUSTIQUE.

Prenez Suc exprimé d'oignons blancs, . } de chaque
Baume tranquille, ... } 1 once.
Baume du Pérou, ... 4 gros.

Mêlez.

On en fait tomber quelques gouttes dans le conduit auditif externe, deux ou trois fois par jour. On en imbibe un morceau de coton qu'on laisse dans ce conduit. C'est un excellent remède topique dans les surdités accidentelles et de cause catarrhale. Les surdités qui dépendent du même principe sont quelquefois merveilleusement soulagées par des injections avec l'eau de Balaruc, animée de quelques gouttes de baume du Pérou.

BOISSON ANTI-LAITEUSE.

Prenez Cerfeuil, ... }
Pariétaire, ... } de chaque
Baume de jardin, ... } 1 poignée.
Sommités de céleri, ... }

Après avoir haché toutes ces herbes fraîches, versez dessus trois demi-setiers d'eau bouillante; laissez infuser hors du feu; coulez après refroidissement, et ajoutez

Sel de nitre (nitrate de potasse), depuis 1 scrupule jusqu'à 2.

On consomme cette boisson, par petites verrées tièdes et un peu sucrées, dans les vingt-quatre heures. Cette boisson simple est supérieure à beaucoup de compositions plus célèbres, pour dégorger les mamelles gonflées par le lait, et diminuer la secrétion de ce fluide. Si l'on veut réprimer, d'une manière plus sûre encore, la secrétion laiteuse, outre l'infusion ci-dessus, on fait prendre à la malade, tous les soirs à l'heure du sommeil, une cuillerée de café de l'élixir américain de Corcelle, dans une tasse d'infusion de fleurs de tilleul.

BOISSON ANTISPASMODIQUE.

Prenez Gui de chêne, ... }
Racine de valériane sauvage, . . } de chaque 2 gros.
——— de pivoine, ... }
Feuilles d'oranger, une forte pincée.

Faites cuire dans une pinte d'eau jusqu'à réduction de trois demi-setiers.

On prend cette boisson, tous les jours, en quatre verres; deux le matin et deux le soir. On ajoute à chaque verre une cuillerée à café de sirop de stoechas.

BOISSON APÉRITIVE DE DE HAEN (1).

Prenez Racine de chiendent, ... } de chaque
Dent de lion avec toutes ses parties, ... } 1 livre et demie.

Après avoir coupé menu et broyé ces substances, faites-les cuire dans de l'eau pendant deux heures. A la colature fortement exprimée, qui sera de vingt onces, ajoutez

Oximel simple, ... 8 onces.
Sel polychreste, ... 6 gros.

On prend quatre cuillerées à bouche de cette boisson à sept, à neuf et à onze heures du matin. On boit un bouillon de veau sans sel, immédiatement après chaque dose.

Ce remède est particulièrement utile dans les ictères chroniques, et après les fièvres intermittentes de longue durée, qui ont engorgé les viscères abdominaux.

BOISSON CONTRE LA DYSSENTERIE.

Prenez Cendres de sarment de vigne, 4 gros.
Eau commune, trois demi-setiers.

Faites cuire jusqu'à réduction de chopine.

On consomme cette boisson, dans les vingt-quatre heures, coupée avec partie égale de lait. Tel est le remède avec lequel

(1) Rat. med. P. XI. Cap. I. *De intermitt.*

Chirat, médecin du Régent, arrêta les progrès d'une dyssenterie terrible qui désoloit l'armée française. L'eau de chaux mêlée avec partie égale de lait, est un remède absolument de même nature; il est plus simple, et sous ce rapport au moins il mérite la préférence. J'emploie beaucoup le lait, auquel je fais ajouter un peu d'eau de chaux, dans la dernière période des entérites, c'est-à-dire, lorsque les selles, purement albumineuses, et encore très-abondantes, ont lieu sans coliques et sans fièvre.

BOISSSON

CONTRE LE RACHITIS ET LES SCROFULES.

Prenez Racine de garance, depuis 2 jusqu'à 4 gros.
Sommités fleuries de houblon, 1 pincée.
Feuilles de noyer, n.° 3.

Faites cuire ensemble dans trois demi-setiers d'eau jusqu'à réduction de chopine. Ajoutez à la colature refroidie,

Teinture de mars tartarisée, une cuillerée à café.

On prend cette boisson tous les jours en quatre verres, deux le matin et deux le soir. Séjour à la campagne. Exercice en plein air, poussé jusqu'à la fatigue. Nourritures animales, tirées des viandes les plus animalisées. Aux repas, un peu de vin vieux ou de bière forte et très-mousseuse. La formule ci-dessus est applicable à un enfant scrofuleux ou rachitique, âgé de dix ans. Je joins quelquefois à ce traitement et à ce régime l'usage des bains entiers, animés avec le sulfure de potasse. J'ai guéri un grand nombre d'enfans atteints de scrofules et de rachitis invétérés, par ces seuls moyens thérapeutiques, employés à la campagne pendant toute la belle saison, c'est-à-dire, pendant cinq ou six mois.

BOISSON DE KOEMPF

CONTRE LES DIARRHÉES ATONIQUES (1).

Prenez Racine de grande consoude, . . . } de chaque
Cachou, ... } 2 gros.

Faites cuire dans seize onces d'eau jusqu'à réduction de douze onces, ajoutez à la colature

Sirop de coing, ... 2 onces.
Eau de cannelle orgée, ... 1 once.

Mêlez.

A prendre dans les vingt-quatre heures par cuillerées à bouche ou par tasses à café.

---

(1) *Enchiridium med. Alvini fluxus. Ed. Kortum.*

BOISSON DE LEVRET CONTRE LE RACHITIS (1).

Prenez Racine de garance fraîche, ... 1 once.
(On n'en prend que demi-once si elle est sèche).
Tartre soluble (tartrate de potasse), 2 gros.

Faites cuire à petit feu dans deux pintes d'eau pendant une heure; ajoutez à la colature

Miel blanc ou de Narbonne, . . . 2 onces.

On donne chaque jour huit onces de cette boisson à des enfans âgés de deux à trois ans. Quand on traite des enfans à la mamelle, on se borne à faire prendre tous les jours une chopine de cette décoction à la nourrice. Levret célèbre les heureux effets de cette boisson contre le rachitis commençant, après l'avoir prescrite, et toujours avec succès, pendant quinze ans.

BOISSON DE RUSSEL

CONTRE LES SCROFULES (2).

Prenez Eau de mer, ... } de chaque
Décoction de quinquina, . . . } 8 onces.

Mêlez.

On prend cette chopine ou demi-bouteille de boisson stimulante et tonique, en trois

(1) Traité des accouchemens. 1776, p. 277 et suivantes.

(2) *Diss. de tabe glandulari.* Oxoniæ, 1750.

ou quatre doses, dans les vingt-quatre heures. On augmente peu à peu la quantité de l'eau de mer, jusqu'à ce que le malade en consomme une ou deux livres par jour. Pour les pays situés dans l'intérieur des terres, on substitue à l'eau de mer naturelle une eau de mer factice, que l'on obtient en saturant de sel commun (muriate de soude), une quantité donnée d'eau ordinaire de puits ou de fontaine.

La boisson de Russel cause aux malades, dans le principe du traitement, une soif très-vive que l'on apaise avec l'orgeat ou sirop d'orgeat étendu d'eau.

BOISSON DE TRONCHIN

DANS LES CATARRHES PULMONAIRES.

Prenez miel blanc, ... 4 onces.

Faites cuire dans une pinte d'eau pendant un quart-d'heure. En retirant le vase du feu, ajoutez

Semences d'anis étoilé, ... 2 gros.
Racine d'aunée, ... 1 scrupule.

Coulez après refroidissement.

On prend une tasse à café de cette boisson toutes les deux heures. On consomme en un ou deux jours la quantité formulée ci-dessus.

BOISSON DE VITET

DANS LES CATARRHES NON FÉBRILES, LE CORYZA, etc. (1).

Prenez Suc exprimé de raves cuites, . . } de chaque
Eau commune, ... } 8 onces.
Miel blanc ou sucre candi, . . . 2 onces.

Mêlez.

On consomme cette boisson dans les vingt-quatre heures; on en prend une tasse à café toutes les heures ou toutes les deux heures.

BOISSON STIMULANTE ET TONIQUE.

Prenez Eau acidule gazeuse, une bouteille.

On consomme cette bouteille en douze heures par petites verrées froides, à chacune desquelles on ajoute, au moment de la boire, une cuillerée à café de vin de Madère. L'eau acidule gazeuse n'a point d'analogue dans la nature; c'est une eau minérale factice, composée de vingt onces d'eau et de six fois ce volume de gaz acide carbonique. Mêlée avec un peu de vin de Madère, elle est un excitant de premier ordre dans les fièvres adynamiques et ataxiques des vieillards, dans la variole confluente

(1) Matière médicale faisant suite à la Médecine expectante, page 103.

et dans toutes les maladies où la puissance nerveuse est distribuée d'une manière insuffisante ou irrégulière aux diverses parties du corps.

BOISSON VERMIFUGE.

Prenez Mousse de mer, ... 1 gros.
Eau bouillante, ... 1 verrée.

Faites cuire ensemble pendant un demi-quart-d'heure ; ajoutez dans la colature refroidie

Suc exprimé de citron, ... 1 once.
Eau de fleurs d'orange, ... 4 gros.

A prendre le matin à jeun en une seule dose. On continue pendant plusieurs jours. Dans les cas d'une affection vermineuse plus prononcée, et pour expulser les vers plus sûrement, on prescrit au malade un demi-lavement à prendre dans la soirée, que l'on compose avec la décoction de deux gros de mousse de mer et une cuillerée à bouche de miel rosat.

BOL ANTI-LAITEUX.

Prenez Terre foliée de tartre, ... 1 scrupule.
Conserve de souci, quantité suffisante pour donner la consistance de bolus.

On prend ce bolus le matin à jeun, et l'on boit immédiatement après une écuellée de bouillon de cerfeuil et de céleri adouci avec du beurre frais. On continue ainsi pendant vingt jours, lorsqu'il en est besoin. Huit jours suffisent ordinairement pour dégorger les mamelles gonflées par le lait. Il m'arrive souvent, et surtout lorsqu'il est urgent d'arrêter la secrétion laiteuse excessive, de prescrire pour le soir un second bolus semblable à celui du matin.

BOL ANTISPASMODIQUE.

Prenez Musc . . . . 10 grains.
Cinabre factice . . . . 5 grains.

Incorporez avec suffisante quantité de conserve de fleurs d'orange pour former un bolus que l'on prend le matin et que l'on réitère le soir, ou que l'on réitère le matin, à midi et le soir.

Il est efficace dans une foule de maladies nerveuses et spasmodiques. On en seconde l'effet en faisant boire au malade, immédiatement après, une tasse d'une légère infusion de safran. Un pharmacien de Lyon est sujet, depuis la guérison d'une maladie cutanée, à une explosion si bruyante de vents par haut et par bas, qu'il est obligé, après son dîner, de s'enfermer chez lui. Son teint plombé, la maigreur du corps, le tiraillement des traits du visage, l'inquiétude morale annoncent une maladie organique du ventre. Il a essayé depuis dix ans un très-grand nombre de remèdes. Le bol antispasmodique ci-dessus, que je lui conseillai dès l'origine de sa maladie, est la seule composition qui l'ait soulagé. Il le prend à une foible dose, et qui n'est point celle de la formule. Une douce et continuelle moiteur en est le résultat, et par cette dérivation à la peau, le malade est beaucoup moins sujet aux vents. Aussi en fait-il un usage habituel, et lorsqu'il y renonce pour des remèdes présumés plus efficaces qu'on lui propose, il est bientôt obligé d'y revenir.

BOL ANTISTRUMEUX DE BAIL (1).

Prenez Éponge de mer calcinée . . . 1 scrupule.
Tartre vitriolé (sulfate de potasse) . . . . 15 grains.
Baume de soufre simple . . . . 10 gouttes.
Sirop commun . . . . quant. suffis.

Faites deux bolus que l'on prend l'un le matin et l'autre le soir. On boit par-dessus chaque bolus un verre de table d'eau de mer. — On augmente peu à peu la dose de

(1) New. Practice of Physic. Cap. de Seros.

ces bolus, et l'on en prend trois et ensuite quatre par jour, buvant toujours un petit verre d'eau de mer après chacun d'eux. — L'eau de mer naturelle peut être remplacée par une eau de mer factice, comme nous l'avons déjà annoncé plus haut (page 122).

BOLS CALMANS.

Prenez Camphre . . . . 2 scrupules.
Pulpe de casse . . . . 4 gros.

Mêlez et incorporez bien exactement pour une masse que vous partagerez en douze bols égaux.

On prend tous les soirs en se couchant un de ces bols, et l'on boit immédiatement après un grand verre d'orgeat. C'est un excellent remède pour calmer les érections dans la première période des blenorrhagies. Il n'est pas moins utile contre le priapisme. Quand les accidens sont violens, on peut prendre tous les jours trois et même quatre de ces bols.

BOLS DE MURRAY CONTRE LA TOUX (1).

Prenez Masse des pilules de cynoglosse, 4 grains.
Nitre purifié, ... 12 grains.
Conserve de roses rouges, . . 2 scrupules.

Mêlez et incorporez bien exactement pour former deux bols, que l'on prend tous les

(1) App. med. Tom. II. Cynogl.

soirs à deux ou trois heures d'intervalle l'un de l'autre. On boit par-dessus chaque bol un verre de lait ou d'orgeat, ou une grande tasse de bouillon de poulet.

BOLS CONTRE LES HÉMORROÏDES.

Prenez Fleurs de soufre . . . . 4 scrupules.
Catholicum double . . . . 8 scrupules.

Mêlez et incorporez bien exactement pour une masse à partager en quatre bols égaux.

On en prend un tous les matins à jeun, et l'on boit, immédiatement après, une écuellée de bouillon de veau et de seigle cuits ensemble et sans sel.

BOLS D'ASTRUC DANS LES SUPPURATIONS DES REINS ET DE LA VESSIE (1).

Prenez Térébenthine de Venise depuis 1 scrupule jusqu'à 2.

Faites fondre avec un jaune d'œuf, et ajoutez suffisante quantité de poudre de réglisse pour former une masse que l'on partage en quatre bols.

On en prend un toutes les six heures, et l'on boit, immédiatement après, une tasse d'une forte infusion de capillaire de Montpellier bien sucrée. Ces bols sont particu-

(1) *Tract. therap.* Genevæ, 1743, *p.* 67.

lièrement utiles dans les ulcérations des reins, de la vessie ou de la prostate, qui ont lieu sans douleur ou avec une douleur légère. Ces bols d'Astruc ne diffèrent point des pilules diurétiques de de Haën indiquées plus bas. Si j'ai conservé les deux formules, ce n'est point pour consacrer un double emploi de la même recette; mais pour l'offrir sous des formes différentes, à des doses différentes, et surtout prouver que deux hommes instruits peuvent, sans s'entendre, se rencontrer dans leurs prescriptions relativement à la même maladie.

BOLS DE DESBOIS DE ROCHEFORT
CONTRE LA FIÈVRE QUARTE (1).

Prenez Quinquina en poudre . . 1 once.
Tartre stibié . . . . . . 16 grains.
Sel d'absynthe. . . . . . 1 gros.
Sirop d'absynthe . . . . . quantité suffisante.

On fait de ce mélange soixante bols, que l'on prend dans l'intervalle de deux accès, vingt par jour, cinq à la fois, de trois heures en trois heures. Il est rare que la fièvre quarte élude ce moyen. La dose de tartre

---

(1) Cours élémentaire de matière médicale. Tom. II. Quinquina.

stibié peut paroître exorbitante; elle ne l'est cependant point, attendu que sa vertu vomitive est châtrée et presque annullée par le sel d'absynthe et par le quinquina.

BOLS DIAPHORÉTIQUES.

Prenez Cinabre artificiel, ou éthiops
minéral . . . . , . . 1 scrupule.
Camphre . . . . 2 scrupules.
Thériaque . . . . 1 once.
Sirop de capillaire ou d'œillet. . quant. suffis.

Mêlez et incorporez bien exactement pour former une masse que vous partagerez en vingt-quatre bols égaux.

On en prend trois par jour, et par-dessus chaque bol une tasse de thé léger bien chaud ou un verre d'infusion de fleurs de sureau. On seconde par des bains tièdes l'action de ce remède vers la peau. J'ai souvent dissipé par ce simple remède une foule de maladies internes provenant de gales et de dartres répercutées par l'imprudent emploi de certains topiques.

BOL DE PRINGLE

DANS LES DYSSENTERIES CHRONIQUES (1).

Prenez Thériaque . . . . 1 scrupule.
Ipécacuanha en poudre . . . . 2 grains.
Craie préparée, suffisante quantité pour donner la consistance de bol.

On prend ce bol le matin à jeun, et on le réitère le soir. On boit par-dessus chaque bolus un verre d'une forte infusion de fleurs de bouillon blanc bien sucrée.

BOL POUR ARRÊTER LES DIARRHÉES CHRONIQUES.

Prenez Opium gommeux . . . 1 grain poids foible.

Piment	de chaque 4 grains.
Cassia-Lignea	
Safran	

Incorporez avec suffisante quantité de conserve de Kinorrodon pour former un bolus. On prend ce bolus tous les soirs en se couchant, et l'on boit, immédiatement après, un grand verre d'eau de riz.

Je ne connois aucun remède plus efficace contre les diarrhées chroniques, et qui ne sont plus entretenues que par le relâchement ou la foiblesse du gros intestin. On peut remplacer le piment par la cannelle ordinaire employée à la même dose.

(1) Maladies des armées.

BOL STIMULANT ET TONIQUE (1).

Prenez Camphre . . . . } de chaque
Fleurs d'arnica pulvérisées . . . } 4 grains.
Thériaque quantité suffisante pour former un bolus que l'on réitère toutes les quatre heures, et dans les cas bien urgens, toutes les deux heures.

On employa souvent et avec succès cette composition à la Clinique de Montpellier, dans la fièvre catarrhale maligne, qui régna dans cette ville en l'an VIII. Ce bol remédioit très-bien à la foiblesse qui étoit l'un des plus constans symptômes de cette fièvre.

BOLS STOMACHIQUES DE TRONCHIN.

Prenez Fiel de taureau . . . . 1 once.
Limaille de fer . . . . 2 scrupules.
Cannelle . . . . 1 scrupule.
Sirop d'écorce d'orange quantité suffisante pour former une masse que vous partagerez en seize bols.

On en prend deux par jour, un le matin à jeun et l'autre une heure avant le dîner. On boit par-dessus chaque bol une tasse d'une légère infusion de huit fleurs de camo-

---

(1) Traitement employé à la Clinique de Montpellier contre la fièvre qui régna dans les hôpitaux de cette ville, pendant les six premiers mois de l'an VIII. *Montpellier*, an VIII, brochure in-4.°

mille romaine. Cette formule est particulièrement utile dans la chlorose.

BOUILLON ADOUCISSANT ET PECTORAL.

Prenez Escargots de vigne . . . . n.° 24.

Après les avoir tirés de leurs coquilles, faites-les dégorger d'abord dans l'eau bouillante, et ensuite cuire dans une pinte et demie d'eau jusqu'à réduction d'une pinte. Un quart-d'heure avant de retirer le vase du feu, ajoutez

Feuilles de bourrache fraîche . . 1 poignée.

On prend ce bouillon tous les jours en quatre écuellées ou verrées tièdes, et l'on ajoute à chaque dose une cuillerée à bouche de sirop de choux rouges.

Ce bouillon est fort utile dans les catarrhes avec toux sèche et grande irritation de la poitrine, au début de la phthisie pulmonaire tuberculeuse, etc.

BOUILLON ASTRINGENT D'ASTRUC (1).

Prenez	Racine de grande consoude . . .	de chaque demi-once.
	——— de tormentille.	
	——— de bistorte	

Faites cuire dans une pinte et demie d'un léger bouillon de poulet.

On consomme cette boisson dans le courant du jour par tasses froides qu'on édulcore

(1) *Tract. therap.* Genevæ, 1743, *p.* 17.

avec du sirop de coing. — C'est un astringent doux qu'on oppose avec succès aux pertes rouges de la matrice qui ne sont pas absolument atoniques.

BOUILLON D'ÉCREVISSES D'ASTRUC (1):

Prenez la moitié d'un jeune poulet nettoyé et écorché; faites-le cuire avec cinq ou six écrevisses de rivière bien écrasées, dans une pinte et demie d'eau jusqu'à réduction d'une pinte; ajoutez vers la fin de l'ébullition

Feuilles de bourrache fraîche . . 1 poignée.
Cerfeuil. . . . . 1 pincée.

Retirez du feu, laissez refroidir et coulez.

On prend ce bouillon tous les jours en cinq ou six verres. Il convient dans les phlegmasies cutanées, les acides des premières voies, etc.

BOUILLON DU DOCTEUR FOUQUET CONTRE LES ENGORGEMENS DES VISCÈRES ABDOMINAUX(2).

Prenez Collet de mouton . . . . 4 onces.
Racine de saponaire . . . . 4 gros.
——— de garance . . . . 2 gros.
Feuilles de chicorée amère . . . 1 poignée.

Faites cuire dans une pinte et demie d'eau jusqu'à réduction d'une pinte.

On prend ce bouillon le matin à jeun en

(1) *Tractatus therapeuticus*. Genevæ, 1743, *p*. 16.

(2) Clinique de Montpellier. Octobre, 1796. Extrait de mon journal manuscrit.

quatre grandes verrées tièdes, une verrée à sept, à huit, à neuf et à dix heures. On ajoute à la première verrée, au moment de la prendre, un scrupule d'abord, et, en augmentant la dose peu à peu, depuis un jusqu'à deux gros de terre foliée, de tartre (acétate de potasse). Le professeur Fouquet employoit surtout cette formule dans les engorgemens abdominaux qui succèdent aux fièvres intermittentes prolongées.

BOUILLON ET CONSERVE DE MORGAGNI CONTRE LES SUPPURATIONS EXCESSIVES (1).

Prenez la moitié d'une grosse vipère, dont vous aurez enlevé la tête, la queue, la peau et les entrailles; faites-la cuire, avec partie égale de chair de tortue, dans une pinte et demie d'un léger bouillon de veau, jusqu'à réduction de deux écuellées, environ trois demi-setiers. Réduisez ensuite la chair de vipère en conserve, avec suffisante quantité de sucre rosat.

Le malade mange cette conserve le matin à jeun, et boit, immédiatement après, la moitié, c'est-à-dire, une écuellée du bouillon. Il boit le reste, ou l'autre écuellée, quatre ou cinq heures après son dîner. Il prend le

(1) *De sed. et causis. Ep.* 45, 14.

soir en se couchant un verre d'émulsion avec quelques grains de poudre de corail.

Telle étoit la méthode, à la fois simple et efficace, de Morgagni pour arrêter les progrès des suppurations excessives, donnant lieu à la fièvre hectique. Il la tenoit des médecins grecs, chez lesquels elle étoit en grande réputation autrefois, non-seulement pour réprimer les diathèses purulentes, mais aussi pour dissiper les affections les plus rebelles de la peau. Entr'autres faits intéressans de guérison rapportés par Morgagni, il faut remarquer celui d'un vieillard âgé de soixante dix-huit ans, gardant le lit depuis six mois pour un ulcère à la jambe qui fournissoit une incroyable quantité de pus, et qui fut guéri, dans un temps assez court, par l'usage de cette conserve et de ces bouillons. On peut voir dans le *Ratio medendi* de de Haën, parties 9, 10 et 12, une continuation ou reprise des observations de Morgagni, sur les heureux effets de la chair de vipère dans les ulcérations anciennes, et les maladies invétérées de la peau. Si je pouvois citer mon humble expérience après celle de ces grands maîtres, j'attesterois ici que cette pratique, très-fréquemment employée par moi, est supérieure encore aux éloges qu'ils lui ont prodigués. Ce traitement n'a que l'inconvénient d'être très-coûteux. J'ai cherché à faire jouir la classe indigente de ses avantages, en substituant la chair de lézard vert (*lacerta vulgaris Linnæi*) à celle de vipère, et en remplaçant la tortue par les grenouilles. La méthode de Morgagni ne perd presque rien de son efficacité par cette modification.

BOUILLON PECTORAL.

Prenez Poumon de veau haché . . . . . 4 onces.
Cœur de mouton . . . . la moitié.
Escargots de vigne blanchis . . n.° 6.

Faites cuire dans quatre écuellées d'eau jusqu'à réduction de trois écuellées. Un quart-d'heure avant de retirer le vase du feu, ajoutez

Lichen d'Islande . . . . 4 gros.

On prend ce bouillon en trois écuellées, et l'on ajoute à chaque écuellée une once ou deux de sucre candi.

AUTRE BOUILLON PECTORAL.

Prenez la moitié d'un poulet nettoyé et bien écorché, faites-le cuire avec un navet coupé par rouelles dans une pinte d'eau jusqu'à réduction de trois demi-setiers. Un quart-d'heure avant de retirer le vase du feu, ajoutez

Têtes de pavot fraîches, depuis 2 scrupules jusqu'à 1 gros.

Dans la colature, ajoutez

Sucre candi. . . . . 4 onces.

On prend ce bouillon tous les jours en quatre verrées tièdes, deux verrées le matin et deux verrées le soir.

Ce bouillon est fort utile dans les toux sèches et les irritations spasmodiques de la poitrine, par lesquelles s'annonce souvent la phthisie pulmonaire.

AUTRE BOUILLON PECTORAL.

Prenez la moitié d'un poumon de veau haché, le quart d'un poulet écorché, douze ou qninze jujubes, et deux cuillerées à bouche d'orge perlée; faites cuire dans une pinte et demie d'eau jusqu'à réduction d'une pinte, et n'écumez point. Quelques minutes avant de retirer le vase du feu, ajoutez

Feuilles de pulmonaire verte . . . 1 poignée.

On prend ce bouillon tous les jours en six verrées tièdes, quatre le matin, mettant une heure d'intervalle d'une verrée à la suivante, et deux le soir. On édulcore convenablement chaque verrée avec suffisante quantité de sucre candi. — On peut remplacer la pulmonaire par la même quantité de lierre terrestre frais ou de feuilles de bourrache fraîche.

BOUILLON PECTORAL DU PROFESSEUR PETIOT, DE MONTPELLIER (1).

Prenez Maigre de veau . . . . 6 onces.
Raves ou navets coupés par rouelles 4 onces.
Chardon à foulon . . . . 4 gros.

Faites cuire dans une pinte d'eau jusqu'à réduction de trois demi-setiers. En retirant le vase du feu, ajoutez

Hysope. . . . . 1 forte pincée.

Laissez refroidir et coulez.

On prend ce bouillon en trois écuellées, une le matin, à midi et le soir. On édulcore chaque écuellée avec une once ou deux de sucre candi.

---

(1) Clinique de Montpellier. Février, 1796. Extrait de mon journal manuscrit.

BOUILLON POUR CALMER LES DOULEURS HÉMORROÏDALES, LE TENESME, etc.

Prenez Poulet écorché. . . . . 1 quart.
Chair de veau . . . . . 2 onces.
Seigle lavé et grossièrement concassé . . . . 2 grandes cuillerées.

Faites cuire le tout à petit feu dans trois écuellées d'eau jusqu'à réduction de deux écuellées ; coulez ensuite ; placez ce bouillon sur des cendres chaudes, et faites y infuser pendant toute la nuit

Feuilles de chicorée amère hachées 1 poignée.

On prend ces deux écuellées tous les jours pendant quinze jours ; on en prend une le matin et l'autre le soir. On fait fondre dans chaque écuellée, au moment de la prendre, huit grains de nitre purifié (nitrate de potasse).

CATAPLASME ANTI-OPHTALMIQUE DE PLENCK (1).

Prenez Mie de pain blanc . . . . 2 onces.
Jaunes d'œufs frais. . . . . . . n.° 2.
Safran en poudre . . . . 1 scrupule.

Faites cuire dans du lait jusqu'à consistance de cataplasme que vous apposerez, après l'avoir compris entre deux linges, sur l'œil malade.

On renouvelle ce cataplasme trois ou

(1) *Doct. de morb. ocul.* Viennæ, 1783, *p.* 224.

quatre fois par jour. Il est éminemment propre à calmer les douleurs atroces qu'éprouvent les malades dans certains cas d'ophtalmie. Je fais cuire quelquefois les ingrédiens ci-dessus, non dans du lait, mais dans de l'eau blanche extrêmement légère, et la vertu sédative du topique en est augmentée.

CATAPLASME CONTRE LA PLEURODYNIE.

Prenez un large cataplasme de farine de lin, et arrosez-le avec une cuillerée à bouche de teinture de safran. On en recouvre la partie malade; dans le cas de vive douleur, je fais ajouter une petite cuillerée à café (un à deux gros) de laudanum liquide de Sydenham. On renouvelle ce topique toutes les douze heures.

Ce cataplasme, imité de celui de M. Pradier, est éminemment sédatif dans tous les cas de douleurs névralgiques. Appliqué sur les articulations et les membres sujets à la goutte, lorsque la fluxion goutteuse les a brusquement abandonnés, il suffit seul souvent pour l'y rappeler.

CATAPLASME CONTRE L'ISCHURIE.

Prenez Oignons blancs, coupés en morceaux, n.° 6.
Feuilles de pariétaire fraîche . . 4 poignées.

Faites bouillir dans suffisante quantité d'eau de mauve pour former un cataplasme large et épais, dont on recouvre le pubis et le périnée.

ÇATAPLASME OU EMPLATRE DE ZIMMERMANN CONTRE LES TUMEURS HYSTÉRIQUES DE SYDENHAM (1).

Prenez Thériaque . . . . 2 onces.
Anis vert en poudre . . . . 2 gros.
Huile de gérofle . . . . 8 gouttes.
Eau-de-vie camphrée, suffisante quantité pour délayer ces substances, mêlées d'abord par une exacte trituration, et pour leur donner la consistance emplastique, ou celle de cataplasme. On en recouvre la tumeur, et on renouvelle le topique toutes les vingt-quatre heures.

Les tumeurs hystériques de Sydenham sont encore très-peu connues, quoique cet auteur les ait parfaitement signalées, et que Zimmermann leur ait consacré un très-bon mémoire dans les actes Helvétiques. Ces tumeurs sont en effet plus incommodes que douloureuses quand elles ont lieu sur les membres; mais très-souvent c'est au cou qu'elles se manifestent, et alors elles peuvent donner lieu à divers symptômes très-inquiétans, à la strangulation, à l'étouffement, à l'apoplexie. Dans deux cas de cette espèce rapportés par Zimmermann, il obtint une résolution si prompte de ces tumeurs, avec le

(1) *Acta Helvetica.* Basileæ, in-4.° Tom. II, p. 94.

cataplasme indiqué plus haut, que j'ai cru devoir en conserver la formule.

J'emploie ordinairement pour ces tumeurs un cataplasme aussi simple, que j'indique dans ce formulaire, et qui consiste en une poignée ou deux de farine de lin cuite dans la décoction de têtes de pavot, et arrosée avec une cuillerée à bouche de teinture de safran.

CATAPLASME RÉSOLUTIF.

Prenez Pulpe de pommes de terre, d'abord cuites dans de l'eau et pelées, 1 forte poignée.
Vinaigre de vin, . . 8 onces.
Fiel de bœuf, . . . 2 cuillerées à bouche.

Faites cuire ensemble jusqu'à consistance convenable.

On applique ce cataplasme sur la tumeur dure et indolente que l'on veut résoudre, et on le renouvelle trois fois par jour au moins. C'est un topique résolutif des plus puissans.

CATAPLASME RÉSOLUTIF

DANS LES ENGORGEMENS VÉNÉRIENS DU TESTICULE.

Prenez Grande ciguë fraîche,	de chaque
Jusquiame noire, . .	1 petite poignée.

Après avoir froissé, déchiré et mêlé ces deux herbes, piles-les dans un mortier, et faites-en une pulpe ou cataplasme que vous appliquerez sur le testicule douloureux.

Pour corriger l'effet narcotique auquel cette simple application donne souvent lieu, je fais boire une limonade peu sucrée et fortement chargée de suc de citron. Cette boisson, en stimulant doucement par son acidité les voies urinaires, a encore l'avantage de rétablir l'écoulement blenorrhagique, dont la suppression est la cause la plus fréquente de ces sortes d'engorgemens.

CATAPLASME RÉSOLUTIF D'ASTRUC

DANS LES SCIATIQUES.

Prenez Miel . . . . 8 onces.

Saupoudrez d'un peu de chaux vive, et appliquez sur la partie malade.

Ce topique résolutif ne le cède point à beaucoup d'autres plus compliqués et plus célèbres. La sciatique n'est pas la seule affection rhumatismale à laquelle il puisse convenir.

CATAPLASME

CATAPLASME RÉSOLUTIF
POUR LES MAMELLES.

Prenez Cerfeuil frais . . . 2 ou 3 grosses poignées.

Après avoir froissé, déchiré et légèrement pilé cette herbe, étendez-la sur une brique chaude pour lui donner une douce chaleur, ensuite arrosez-la avec

Huile rosat . . . . 1 once.

On recouvre les mamelles de ce cataplasme résolutif, et l'on sollicite en même temps le ventre par des lavemens de mauve et de pulpe de casse. C'est un très-bon moyen pour dégorger les mamelles lorsqu'elles sont excessivement gonflées par le lait.

CATAPLASME SUPPURATIF DE M. BOYER.

Prenez Feuilles d'oseille, froissées et déchirées . . . . 1 poignée.
Sain-doux . . . . 1 once.
Semences de lin écrasées . . 4 onces.

Faites cuire dans de la bière, et formez un cataplasme que vous appliquerez sur la tumeur.

Ce cataplasme détermine souvent la suppuration en vingt-quatre heures.

COLLYRE RÉSOLUTIF.

Prenez Vert de gris . . . . 6 grains.

Faites fondre avec quelques gouttes de vinaigre, et ajoutez

Eau de roses . . . . 8 onces.

Laudanum liquide de Sydenham (vin d'opium composé). . . . . 2 gros.

On baigne les yeux enflammés dans ce collyre deux ou trois fois par jour, chaque fois pendant quelques minutes. On éprouve, après chaque immersion, un peu de chaleur, de cuisson, et même de douleur.

Je ne connois pas de meilleur résolutif que ce collyre dans les ophtalmies chroniques, c'est-à-dire, qui sont accompagnées d'une foible douleur, mais d'une abondante et épaisse suppuration. Il est fort utile aussi dans les coups de sang ou congestions sanguines sur les yeux, après qu'on a diminué la pléthore générale et locale par l'application de quelques sangsues.

AUTRE COLLYRE RÉSOLUTIF.

Prenez	Sucre candi	2 scrupules.
	Iris de Florence	de chaque demi-gros.
	Vitriol blanc (sulfate de zinc). .	
	Eau de roses	1 livre.

Laissez en digestion pendant trois jours, ayant soin d'agiter le vase de temps en temps.

On fait baigner l'œil malade dans un peu de ce collyre plusieurs fois par jour. On le recouvre de compresses qui en sont imbibées. On n'emploie ce topique qu'après avoir calmé les symptômes d'irritation et d'inflammation par les moyens thérapeutiques usités et connus. Il est d'un effet merveilleux pour les personnes que le plus léger refroidissement expose aux inflammations des yeux.

COLLYRE LÉGÈREMENT RÉSOLUTIF.

Prenez	Jaunes d'œufs frais	n.° 2.
	Eau rose	1 livre.

Triturez les jaunes d'œufs dans un peu d'eau rose, versez dessus, et peu à peu, le reste de l'eau; ajoutez ensuite

Vitriol blanc (sulfate de zinc), depuis 12 grains jusqu'à 24.

On fait baigner l'œil malade dans ce collyre, plusieurs fois par jour, pendant quelques minutes chaque fois. Le collyre de Vienne, recommandé par de Haën, diffère peu du nôtre; il est seulement plus actif, et doit être employé plus tard dans l'ophtalmie très-inflammatoire.

COLLYRE RÉSOLUTIF D'ASTRUC (1).

Prenez Blanc d'œuf . . . . n.° 1.
Eau de roses . . . . 4 onces.

Battez long-temps ensemble ces deux substances, et ajoutez ensuite

Alun de roche pulvérisé . . . . . demi-gros.

Faites un collyre qu'on applique sur les yeux.

Astruc recommande surtout ce collyre dans les inflammations des yeux qui succèdent à des coups portés sur cet organe.

COLLYRE POUR DISSIPER L'INFLAMMATION DES YEUX DANS LA PETITE VÉROLE (2).

Prenez Eau de roses . . . . } de chaque
—— de plantain . . . . } 2 onces.
Safran oriental . . . . } de chaque
Sucre candi . . . . } demi-gros.

Mêlez.

On bassine souvent les yeux des enfans avec ce collyre.

---

(1) *Tract. therap.* Genevæ, 1743, *p.* 150.

(2) De Haën. *Ratio medendi.*

DÉCOCTION DE PRINGLE
DANS LA DYSSENTERIE (1).

Prenez Suif frais de mouton . . . . 2 onces.
Lait de vache sortant du pis . . . 16 onces.

Exposez ces substances à un feu doux jusqu'à ce qu'elles bouillent, ayant soin de les remuer continuellement; ajoutez ensuite.

Amidon . . . . 1 cuillerée à bouche.

Mêlez et laissez bouillir un peu: ajoutez sur la fin un peu de sucre.

On consomme cette quantité de décoction, et même le double, dans un jour. C'est un excellent remède dans toutes les entérites, et surtout dans la dyssenterie.

DIURÉTIQUE DE DE HAEN (2).

Prenez Térébenthine . . . . 2 gros.
Réglisse en poudre, quantité suffisante.
Faites des pilules du poids de quatre grains chacune.

On en prend une toutes les heures, et l'on boit par-dessus chaque dose une tasse ou verrée d'une forte infusion de réglisse, animée avec une cuillerée à bouche ou deux d'un vin blanc nouveau et un peu acide.

(1) Maladies des armées, ouvrage traduit de l'anglais par le savant Larcher. *Paris*, 1755, in-8.°

(2) *Prælectiones. Ed.* Coloniæ Allobrogum. Tom. 1, p. 678.

AUTRE DIURÉTIQUE DE DE HAEN (1).

Prenez Cloportes vivans . . . . 1 once.
Vin blanc nouveau un peu acide . . 6 onces.

Après avoir écrasé les cloportes et versé dessus peu à peu le vin blanc, on passe la liqueur au travers d'un linge avec expression.

La dose est d'une cuillerée à bouche toutes les heures, et l'on boit par-dessus chaque dose une verrée de tisane de persil, ou d'une forte infusion de racine de réglisse, ou de baies de genièvre, ou de petite centaurée, ou de bière forte.

EAU COSMÉTIQUE DE GEOFFROY (2).

Prenez Eau commune . . . . 2 livres.
Fiel de bœuf . . . . 4 onces.
Huile de tartre par défaillance . . 4 gros.
Essence de roses . . . . 2 ou 3 gouttes.

Mêlez.

On se lave le visage matin et soir avec un peu de cette eau. Hartmann employoit seulement le fiel de bœuf étendu d'eau, et il ajoute que c'est une chose in-

---

(1) *Prælectiones*. Coloniæ Allobrogum. Tom. 1, p. 678.
(2) Mémoires de l'Académie des Sciences.

croyable que la blancheur de peau qui en résulte. *Ad miraculum usque albedinem cuti conciliat.* On obtient aussi un excellent cosmétique par le mélange de deux ou de quatre onces d'eau phagédénique avec une pinte d'eau de fontaine. Il faut garantir les yeux du contact de cette eau. Le soufre en vapeur est aussi un cosmétique excellent.

EAU MERCURIELLE BALSAMIQUE DE PLENCK (1).

Prenez Teinture de myrrhe . . . . 4 gros.

Laudanum liquide de Sydenham (vin d'opium composé) . . . } de chaque 1 once.
Décoction concentrée de quinquina . . . . }

Aquila-alba (muriate mercuriel doux) . . . . 2 scrupules.

Mêlez en broyant.

On touche plusieurs fois par jour, avec un pinceau de charpie ou un petit morceau de coton trempé dans cette liqueur, les ulcères ou chancres vénériens qui n'ont pas un caractère inflammatoire. Cette liqueur déterge bientôt les ulcères vénériens sordides, et les conduit rapidement à la guérison.

---

(1) *Doct. de morb. vener.* Viennæ, 1787, in-8.°, p. 189.

EAU VULNÉRAIRE D'ALIBOURG.

Prenez Eau commune, la plus pure possible, 2 pintes.
Couperose blanche (sulfate de zinc), 2 onces.
Vitriol de Chypre (sulfate de cuivre), 4 gros.
Camphre . . . . 1 gros.

On fait fondre le camphre dans suffisante quantité d'alcool. On agite le mélange toutes les fois qu'on s'en sert.

On y trempe des plumaceaux de charpie dont on recouvre la plaie ; on appose dessus des compresses qui en sont imbibées. — Elle est surtout utile dans les blessures qu'il faut réunir par première intention. — On obtient souvent les mêmes effets par un moyen plus simple, le vinaigre distillé, dont on verse quelques gouttes dans la plaie, ou dont on imbibe un plumaceau de charpie déposé sur elle.

ÉLECTUAIRE ANTISPASMODIQUE DE GAUBIUS (1).

Prenez Racine de valériane sauvage . . . . 2 onces.
Magnésie blanche (carbonate de magnésie) . . . . 2 gros.
Sirop de pivoine, quantité suffisante pour donner la consistance d'électuaire.

On en prend gros comme une noix mus-

(1) Ant. de Haën *opuscula quædam inedita*. Vindobonæ, 1795, *in*-8.° *Pars I*, *p*. 165.

cade toutes les deux heures, et l'on avale par-dessus chaque dose un petit verre (environ deux onces) de la boisson suivante :

Prenez Nitre purifié . . . . demi-gros.
Sirop de pivoine. . . . . } de chaque
—— de violettes . . . . } 1 once.
Eau de coquelicot. . . . . } de chaque
—— de tilleul. . . . . } 6 onces.
Mêlez.

ÉLECTUAIRE APHRODISIAQUE DE GAUBIUS (1).

Prenez Confection alkermès . . . . 1 once et demie.
Thériaque andromaque . . 6 gros.
Confection d'hyacinthe . . 3 gros.
Trochisques de vipère . . . . . . } de chaque
Borax de Venise. . . . . } 2 gros.
Essence d'ambre liquide . . . . . 30 gouttes.

Faites avec suffisante quantité de sirop de gingembre confit, un électuaire.

La dose est d'une demi-cuillerée dans le besoin.

J'ai substitué la confection alkermès à l'électuaire de satyrion qu'on ne prépare plus dans les pharmacies, et la confection d'hyacinthe à celle de semences de roquette, qu'on ne trouve également plus. A part ces deux substitutions, c'est bien la formule de Gaubius dans tout son contenu.

---

(1) *Libell. de methodo concinnandi formulas. Editio tertia.* Basileæ, 1782, *in*-8.°, *p.* 98.

ÉLECTUAIRE ASTRINGENT DANS LA BLENORRHÉE.

Prenez Succin. . . . . } de chaque
Camphre. . . . . } 1 gros.
Cachou . . . . }
Conserve de roses rouges . . . . . 2 onces.
Mêlez et incorporez.

La dose est d'un gros le matin et d'un gros le soir. On boit, immédiatement après chaque dose, un grand verre d'eau avec addition de vingt-cinq gouttes de baume de Copahu.

ÉLECTUAIRE ASTBINGENT DE DUHAUME.

Prenez Alun purifié (sulfate acide d'alumine et de potasse) . . . . 1 gros.
Cachou . . . . } de chaque
Extrait de quinquina . . . . } 2 gros.
Conserve de roses rouges . . . . . . 6 gros.

Ajoutez suffisante quantité de sirop de corail, ou de grenade, ou de coing, ou de grande consoude, pour donner la consistance d'électuaire.

La dose est d'un gros, deux ou trois fois par jour.

Cette composition est particulièrement utile dans les leucorrhées, les blenorrhées, les diarrhées par atonie, et tous les flux muqueux entretenus par des causes débilitantes. On fait boire, après chaque dose, un verre d'une légère décoction de fleurs d'ortie blanche et de bouillon blanc, convenablement sucrée.

ÉLECTUAIRE ASTRINGENT DE TISSOT (1).

Prenez Conserve de roses rouges . . . . . 3 onces.
——— de romarin . } de chaque 1 once
Quinquina. . . . . . . } et demie.
Mastic . . . . 2 gros.
Cachou. . . . . 1 gros.

Incorporez avec suffisante quantite de sirop d'écorce d'orange, et aromatisez avec deux gouttes d'essence de cannelle.

La dose est de deux gros, le matin et le soir.

Cet électuaire présente une heureuse combinaison de substances toniques astringentes et stomachiques. Il est éminemment utile, ainsi qu'une longue expérience me l'a prouvé, dans les leucorrhées, les blenorrhées, et dans la pollution diurne involontaire.

---

(1) L'Onanisme, ou Dissertation sur les maladies produites par la masturbation.

ÉCECTUAIRE BALSAMIQUE ET ASTRINGENT DE BARTHEZ (1).

Prenez Conserve de roses rouges. . . . . . 4 onces.
Nitre (nitrate de potasse) . . . . . . 1 gros.
Sirop de diacode . . . . 1 once.
Eau de fleurs d'orange . . . . 2 gros.

Mêlez et incorporez.

La dose est d'une cuillerée à café cinq ou six fois par jour.

ÉLECTUAIRE CONTRE LE CRACHEMENT DE SANG.

Prenez Conserve de kinorrodon . . . . 4 onces.
Sirop de grenade . . . . 2 onces.
Sirop de pavot blanc . . . . 1 once.
Sel de nitre (nitrate de potasse), 2 scrupules.

Mêlez et incorporez.

On prend une cuillerée à café de cet électuaire toutes les deux ou trois heures, et par-dessus chaque dose, un verre de petit-lait clarifié et glacé.

J'ai maintes fois arrêté, par l'usage de ce seul électuaire, après avoir fait précéder les évacuations sanguines lorsqu'elles étoient nécessaires, des crachemens de sang qui avoient résisté à tous les autres remèdes.

---

(1) Consultations. Ed. de Marie St-Ursin.

ÉLECTUAIRE

CONTRE LES LEUCORRHÉES INVÉTÉRÉES.

Prenez Quinquina en poudre . . . . . . } de chaque
Thériaque . . . . } 1 once.
Limaille de fer . . . . 2 gros.
Sirop de cachou ou de safran, quantité suffisante pour donner la consistance d'électuaire.

La dose est d'un gros, sur la pointe d'un couteau, le matin, à midi et le soir. On boit par-dessus chaque dose un verre d'une décoction de fleurs d'ortie blanche, auquel on ajoute une cuillerée à bouche de sirop de coing, ou de grenade, ou de grande consoude. Cet électuaire n'est pas moins efficace dans la chlorose que dans les leucorrhées.

ÉLECTUAIRE DE DE HAEN

DANS LA CARDIALGIE (1).

Prenez Quinquina en poudre . . . . 1 once.
Camphre . . . . } de chaque
Myrrhe . . . . } demi-gros.
Sirop de diacode . . . . } de chaque
—— de menthe . . . . } dix-gros.
Mêlez et incorporez.

On en prend gros comme une noix muscade six fois par jour.

De Haën regardoit ce remède comme

(1) *Ratio med. P. VI, p. 9.*

éminemment efficace dans la cardialgie due au spasme, et en même temps à la foiblesse de l'estomac.

ÉLECTUAIRE D'HERRENSCHWAND CONTRE LA DIARRHÉE (1).

Prenez Conserve de roses rouges . . . . . 3 onces.
Thériaque . . . . 3 gros.
Cachou . . . . 2 gros.
Ipécacuanha en poudre . . . . . 15 grains.

Faites un électuaire mou avec suffisante quantité de sirop de coing, ou de grenade, ou de chicorée composé, ou de quinquina.

On prend gros comme une petite noisette de cet électuaire, sur la pointe d'un couteau, quatre fois par jour, et l'on boit, immédiatement après chaque dose, un verre de la décoction blanche de Sydenham.

ÉLECTUAIRE DE KORTUM CONTRE LES SCROFULES (2).

Prenez Conserve de cochlearia . . . . 2 onces.
Extrait de chiendent . . . . . . } de chaque
——— de dent de lion . . . . } 1 once.
Terre foliée de tartre . . . . 6 gros.

Incorporez avec suffisante quantité de sirop de chicorée composé.

La dose est d'une cuillerée à café quatre

(1) Traité des principales et des plus fréquentes maladies.

(2) *Commentarius de vitio scrofuloso.* Lemgoviæ, 1790, in-8.° *Tom.* II, *p.* 138.

fois par jour. On boit par-dessus chaque dose un verre d'une décoction légère de sommités fleuries de houblon.

ÉLECTUAIRE DÉPURATIF D'HERRENSCHWAND CONTRE LES MALADIES CUTANÉES DE CAUSE VÉNÉRIENNE (1).

Prenez Mercure cru purifié . . } de chaque demi-once.
Antimoine cru (sulfure d'antimoine) . . . . } de chaque demi-once.
Gomme de gayac . . . . 1 once.

Faites de ces substances, par trituration, un éthiops que vous réduirez en électuaire avec suffisante quantite de rob de sureau mêlé avec un tiers d'eau distillée de sureau.

La dose est d'un gros deux fois par jour. Il est convenable de commencer par un scrupule pour chaque dose. On augmente progressivement.

ÉLECTUAIRE DE SIMON CONTRE LES DIARRHÉES CHRONIQUES QUI SUCCÈDENT A D'ABONDANTES SUPPURATIONS (2).

Prenez Conserve de roses rouges. . . . } de chaque 6 gros.
——— de kinorrodon . . . . } de chaque 6 gros.
Quinquina en poudre . . . . . } de chaque 6 gros.
Écorce d'orange . . . . } de chaque 6 gros.
Yeux d'écrevisses . . . . 2 gros.

Incorporez avec suffisante quantité de sirop de cachou.

La dose est d'un gros deux ou trois fois

(1) Traité des principales et des plus fréquentes maladies.

(2) Hévin. Pathologie.

par jour. On boit un verre d'eau de riz après chaque dose.

ÉLECTUAIRE DE STOERCK

CONTRE L'HYDROPISIE.

Prenez Sel polychreste de Glaser (tartrate de potasse et de soude), Poudre de racine de jalap . . . } de chaque 1 gros.
Conserve de cresson de fontaine . . 4 onces.
Sirop de fumeterre . . . . 2 onces.
Mêlez et incorporez.

La dose est d'une cuillerée à café deux ou trois fois par jour. On boit par-dessus chaque dose un verre d'une forte infusion de racine de réglisse légèrement nitrée, ou coupée avec un peu de vin blanc vieux. La conserve de cresson de fontaine est tombée en désuétude; on peut la remplacer par la conserve de roses pâles qui est encore usitée.

ÉLECTUAIRE DE TRONCHIN

CONTRE LES COLIQUES VENTEUSES ET LES SPASMES DES ORGANES DIGESTIFS.

Prenez Conserve de romarin . . . . 4 onces.
Succin préparé . . . . } de chaque
Cachou . . . . } 2 gros.
Sirop de fleurs d'orange ou de stoechas, quantité suffisante pour donner la consistance d'électuaire.

On en prend gros comme une noix muscade

cade demi-heure avant le déjeûner, le dîner et le souper, pendant cinq ou six semaines.

J'emploie très-fréquemment cet électuaire et avec succès dans les névroses des organes digestifs. Il convient surtout dans le début des dégénérations squirreuses de l'estomac, à une époque où ces maladies ont l'allure d'une affection purement nerveuse.

ÉLECTUAIRE FÉBRIFUGE.

Prenez Quinquina en poudre . . . . 6 gros.
Magnésie blanche . . . . 2 gros.

Incorporez avec suffisante quantité de sirop d'absynthe.

On consomme le tout dans l'intervalle d'un accès à l'autre par doses plus ou moins considérables, plus ou moins rapprochées, selon le temps qu'on a pour son emploi. — La combinaison du quinquina et de la magnésie, est une des plus efficaces que l'art possède contre les fièvres intermittentes invétérées, et surtout contre les fièvres quartes. — On fait boire après chaque dose un verre ordinaire d'une infusion concentrée de chardon bénit, ou de petite centaurée, ou de sommités d'absynthe.

ÉLECTUAIRE PECTORAL.

Prenez Fleurs de soufre . . . .
Safran oriental . . . .
Rob de sureau . . . .
Extrait de réglisse . . . .
} de chaque 2 gros.

Incorporez avec quatre onces de miel de Narbonne.

On en prend gros comme une noix muscade trois ou quatre fois par jour, et l'on boit par-dessus chaque dose une tasse d'infusion de lierre terrestre ou de fleurs béchiques.

Cet électuaire est fort utile dans certains catarrhes chroniques, dans certains états d'asthme. Il soulage aussi quelques symptômes de l'hydropisie de poitrine, et par exemple la dyspnée.

ÉLECTUAIRE PURGATIF.

Prenez Crême de tartre (tartrate acidule de potasse) . . . . 6 gros.
Tartre vitriolé (sulfate de potasse) . . . . 2 gros.
Jalap en poudre . . . . 1 scrupule.

Incorporez avec suffisante quantité de sirop de guimauve.

On prend une cuillerée à café de cet électuaire à sept et à neuf heures du matin, et l'on boit par-dessus chaque dose une grande verrée de bouillon de veau, ou de petit-lait, ou d'infusion de fleurs de mauve, ou de thé convenablement sucré.

ÉLECTUAIRE RAFRAICHISSANT (1).

Prenez Crême de tartre (tartrate acidule de potasse) . . . . 1 once.
Nitre purifié (nitrate de potasse), demi-once.
Sucre blanc . . . . 10 gros.
Sirop de limon, suffisante quantité pour former un électuaire mou.

La dose est d'une cuillerée à café toutes les deux heures dans la matinée seulement. On boit un verre de petit-lait après chaque dose.

ÉLECTUAIRE STOMACHIQUE DE WEDEKIND (2).

Prenez Conserve de cochléaria. . . . . . . 2 onces.
Poudre de calamus aromaticus. . . 4 gros.
Sirop d'écorce d'orange, quantité suffisante.
Élixir acide de Haller, quelques gouttes pour donner une agréable acidité.

La dose est d'une cuillerée à café deux fois par jour.

Cette composition est indiquée par l'auteur dans les digestions laborieuses, carac-

(1) Herrenschwand, Traité des principales et des plus fréquentes maladies.

(2) *De morb. prim. viarum vera not. et curat.*, in-4.°, p. 95 et 96.

térisées surtout par des rapports alkalins ou d'œufs pourris. Je l'ai souvent prescrite et avec un avantage remarquable dans les cas déterminés par Wedekind ; je subsistue le suc de citron à l'élixir acide de Haller.

EMPLATRE ASTRINGENT DE TIMÉE.

Prenez Mastic . . . . }
Bol d'Arménie . . . . } de chaque
Terre sigillée . . . . } 2 gros.
Balaustes . . . . }
Cire blanche . . . . 1 once.

Faites liquéfier à un feu doux, et ajoutez suffisante quantité d'huile de roses pour donner la consistance emplastique.

Timée faisoit recouvrir de cet emplâtre le perinée et le scrotum, dans les cas de pollution diurne involontaire, de gonorrhée, etc. Je l'ai employé deux ou trois fois avec assez de succès pour n'en pas laisser perdrè la formule, et je la consigne ici.

EMPLATRE FONDANT.

Prenez Emplâtre de Rustain . . . . 4 gros.
Extrait de ciguë . . . . 2 gros.
Fiel de bœuf, quantité suffisante.

Triturez le tout ensemble, et formez, selon l'art, un emplâtre que vous étendrez sur un morceau de peau blanche.

On en recouvre les tumeurs froides et

indolentes, dont on opère ainsi la résolution. Un grand nombre de glandes au sein, improprement appelées tumeurs squirreuses, guérissent par son usage continué pendant des mois entiers.

EMPLATRE FONDANT OU RÉSOLUTIF DE CLOSS (1).

Prenez Gomme ammoniaque . . . . 2 onces.
Vinaigre scillitique, quantité suffisante pour dissoudre la gomme.

Faites cuire ensuite jusqu'à consistance d'emplâtre.

Closs assure qu'il ne connoît point de résolutif supérieur à cet emplâtre dans tous les cas de tumeurs dures, indolentes, et de nature strumeuse. Il en vantoit surtout l'efficacité contre les engorgemens du testicule qui succèdent à la blenorrhagie, et qui constituent l'accident appelé vulgairement *chaude-pisse tombée dans les bourses*. Il avoit appris de son beau-frère, chirurgien très-distingué, l'utilité de ce topique dans les accidens de cette espèce.

---

(1) *Nova variolis medendi methodus*. Traj. ad Rhen., 1766, *p*. 94.

EMPLATRE RÉSOLUTIF D'HUFELAND

CONTRE LES ENGORGEMENS FROIDS DU GENOU.

Prenez Onguent d'althæa . . . . 1 once.
Fiel récent de taureau . . . . . } de chaque
Savon de Venise . . . . } 4 gros.
Huile de pétrole . . . . } de chaque
Camphre en poudre . . . . . . } 1 gros.

Mêlez et faites un emplâtre dont on recouvre le genou malade.

EMPLATRE DE VALSALVA

POUR ARRÊTER LE FLUX HÉMOROÏDAL EXCESSIF (1).

Prenez Thériaque récente . . . . 6 gros.
Opium . . . . de 4 à 6 grains.

Mêlez pour un emplâtre à appliquer sur le nombril.

Il paroît que Valsalva, si l'on en croit Morgagni, avoit éprouvé de ce topique les plus heureux effets dans le cas dont il s'agit.

(1) Morgagni, *de sedibus et causis morb. Epist.* XXXII. 12.

ÉMULSION ADOUCISSANTE
DE JEAN-PIERRE FRANK (1).

Prenez Gomme arabique . . . . 4 gros.
Amandes douces pelées . . . . n.° 3.
Sucre blanc en poudre . . . . 2 gros.

Broyez dans un mortier, et ajoutez suffisante quantité d'huile d'amandes douces pour en former une pâte ou pommade que vous délayerez en versant dessus peu à peu

Eau commune . . . . 12 onces.

Coulez ensuite.

ÉMULSION CAMPHRÉE DE DE HAEN (2).

Prenez Camphre . . . . 10—14 grains.
Amandes douces pelées . . . . 3 onces.

Broyez ensemble, et versez dessus peu à peu

Eau commune . . . . 10 onces.

Passez et ajoutez

Sirop de pavot blanc . . . . 1 once.

Mêlez.

La dose est d'une cuillerée à bouche toutes les demi-heures ou toutes les heures. De Haën employoit cette émulsion dans les pleurésies après avoir fait précéder quelques saignées. Il en justifioit l'emploi par ce prin-

(1) *Epitome. Lib. I. De febribus.*

(2) Ant. de Haën. *Opuscula quædam inedita.* Vindobonæ, 1795, *in*-8.° *Pars I*, *p.* 170.

cipe pathologique, que très-souvent le spasme naît de l'inflammation, comme celle-ci du spasme, et que ces deux états combinent les symptômes qui leur sont propres. Cette assertion est surtout vraie pour les inflammations des membranes séreuses où la douleur prédomine sur la congestion sanguine, et où le pouls est ordinairement serré, et convulsif. Les praticiens les plus minutieux dans leurs prescriptions, permettent les diaphorétiques qu'ils se garderoient bien d'accorder dans les inflammations des organes parenchymateux. Remarquez aussi que dans la formule ci-dessus, la vertu trop active du camphre est atténuée par sa combinaison avec le sirop de pavot qui augmente son action diaphorétique. Je fais dans ma pratique un fréquent usage de cette formule, non-seulement dans la pleurésie, mais encore dans toutes les inflammations des membranes séreuses. Elle m'a servi quelquefois à faire avorter ces inflammations dans leur début, et sans le concours d'aucun autre moyen que celui d'un thé léger, dont je fais boire une tasse à café par-dessus chaque cuillerée de l'émulsion camphrée. D'autres fois elle a été utile, la maladie étant bien commencée, après avoir fait précéder les évacuations sanguines ordinaires, et surtout les sangsues, bien préférables ici à la saignée générale.

ÉMULSION DE DE HAEN

POUR CALMER LA TOUX PENDANT LA NUIT (1).

Prenez Huile d'olive . . . . . 2 cuillerées à bouche.
Jaune d'œuf frais. . . . . n.° 1.
Sirop diacode, depuis 4 gros jusqu'à 1 once.
Eau commune . . . . 6 onces.
Mêlez, incorporez, et faites une émulsion.

On prend cette émulsion le soir en trois doses, une à six, à huit et à dix heures. On peut aussi la prendre par cuillerées à bouche très-rapprochées, dans le courant de la soirée et de la nuit.

ÉMULSION

POUR CALMER L'INFLAMMATION BLENORRHAGIQUE.

Prenez Amandes douces pelées . . . . } de chaque
Des quatre semences froides . . } 2 gros.
Semences de lin. . . . . } de chaque
Tête de pavot blanc. . . . . . . } 1 gros.
Broyez ensemble, et pendant quelques minutes, toutes ces substances; versez ensuite dessus peu à peu
Eau de laitue ou de pourpier . . . 12 onces.
Coulez et ajoutez
Sirop de nymphæa . . . . 2 onces.
Mêlez.

---

(1) Ant. de Haën. *Opusc. quœdam ined.* Vindobonæ, 1795, *in*-8.° *II tom.* 25.

On prend cette émulsion en quatre verrées, trois dans la soirée, et une dans la nuit en s'éveillant. Les érections douloureuses causées par les chaudes-pisses cordées, sont singulièrement soulagées par son usage. Je la prescris souvent.

ÉMULSION PURGATIVE.

Prenez Résine de jalap . . . . . . de 8 à 10 grains.
Jaune d'œuf frais . . . . n.° 1.
Sucre . . . . 2 onces.
Émulsion . . . . 6 onces.
Eau de fleurs d'orange . . . . . . 2 gros.

Faites, selon l'art, une émulsion.

On prend cette émulsion purgative le matin en une seule dose. Bouillon de veau pendant l'effet du remède.

C'est un purgatif à la fois agréable et actif. On trouve cette formule dans plusieurs pharmacopées et formulaires. Si je la reproduis ici, c'est à cause de son extrême utilité.

ÉMULSION RAFRAICHISSANTE.

Prenez Semences de chanvre. . . . . . . 1 pincée.

Broyez dans un mortier, et versez dessus peu à peu une chopine d'eau bouillante ; passez, et dans la colature parfaitement refroidie, ajoutez

Camphre . . . . 6 grains.
Sel de nitre (nitrate de potasse), 10 grains.
Sirop de nymphæa . . . . 2 onces.

Faites fondre le camphre dans suffisante quantité de liqueur anodine-minérale d'Hoffmann.

On prend cette émulsion tous les soirs avant de se coucher, en quatre verres, un verre toutes les heures. Cette émulsion a les plus heureux effets dans la chaude-pisse cordée, et procure le calme des nuits. Les semences de chanvre sont hypnotiques, et paroissent avoir une vertu particulière dans les inflammations des organes générateurs, ainsi que nous l'apprend Murray, soit dans sa dissertation, *De materie arthritica ad verenda retrogressa*, soit dans sa matière médicale (*Apparatus medicam.*), tom. IV, depuis la page 608 jusqu'à la page 620.

FÉBRIFUGE DE LAUTTER,

MÉDECIN A LAXEMBOURG EN AUTRICHE (1).

Prenez Sel ammoniac (muriate d'ammoniaque), depuis demi-gros jusqu'à 2 scrupules.

Sel d'absynthe (carbonate de potasse) . .	de chaque depuis 15 jusqu'à 20 grains.
Antimoine diaphorétique lavé (oxyde d'antimoine lavé)	

Triturez ensemble pendant quelque temps ces trois substances. Il s'élève de ce mélange, pendant la trituration, une odeur extrêmement pénétrante et désagréable. Partagez ensuite en deux doses.

On fait prendre ces deux doses dans l'intervalle d'un accès, ou pendant la rémission, si la fièvre est rémittente; et ce remède manque rarement de guérir ces fièvres, quel que soit leur type, quand bien même elles sont accompagnées de symptômes graves. On peut partager la masse ci-dessus en trois doses, au lieu de la donner en deux.

---

(1) *Historia medica biennalis morborum ruralium, authore* Franc. Josepho Lautter, p. 41 et 42 (Vindob. 1761.)

FOMENTATION ASTRINGENTE.

Prenez Feuilles de plantain . . . . 2 poignées.
Pétales de roses rouges . . . . . 1 pincée.

Faites cuire dans cinq demi-setiers d'eau jusqu'à réduction d'une pinte. Quelques minutes avant de retirer le vase du feu, ajoutez gros comme un œuf de poule de chaux vive. Retirez du feu, laissez reposer, versez par inclination, et ajoutez

Eau-de-vie. . . . . 4 onces.

On bassine avec des linges imbibés de cette liqueur les hémoroïdes flétries, le vagin et l'intestin rectum dans leur état de prolapsus.

FUMIGATION RÉSINEUSE (1).

Prenez Cire jaune. . . . . . . } de chaque 4 ou 6
Résine . . . . } ou 8 onces.

Mettez dans un vase de terre à large surface que vous exposerez sur un réchaud, ou, si vous voulez n'obtenir qu'une évaporation douce et légère, au-dessus d'une lampe à l'esprit de vin. On peut faire durer la fumigation le jour et la nuit, ou n'y soumettre le malade que quelque heures.

J'en ai obtenu d'heureux effets, non dans

(1) Correspondance de Grimm. Janvier, 1771.

la phthisie pulmonaire qu'on a eu la prétention de guérir par son usage, mais contre certains catarrhes chroniques accompagnés d'une abondante expectoration. Ce remède peut prendre place parmi les moyens thérapeutiques imaginés pour guérir les affections pulmonaires à l'aide des gaz inspirés.

FUMIGATION ANTISEPTIQUE.

Prenez Nitre purifié (nitrate de potasse). . 4 gros.
Acide sulfurique. . . . . 1 once.

Mettez dans un verre à patte, et exposez le mélange sur un meuble dans le voisinage du malade. On promène de temps en temps le mélange dans la chambre, ayant soin d'agiter les ingrédiens avec une baguette de verre, ou le fragment d'un tube de thermomètre.

Cette fumigation, extrêmement simple, qui est à peu près celle de l'anglais Smith, préserve de la contagion les personnes de service auprès d'un malade affecté du typhus, ou de toute autre maladie capable de se communiquer par des miasmes. J'emploie cette préparation extemporanée bien plus souvent que les flacons de Guiton-Morveaux, que l'on ne trouve pas partout et en tout temps, et qui sont souvent mal préparés.

GAZ ACIDE CARBONIQUE,

ET FORMULES DIVERSES RELATIVES A SON EMPLOI.

Ce gaz occupe depuis long-temps une place très-distinguée dans notre matière médicale. Je n'ai pas le projet d'examiner ni de discuter ici toutes les propriétés qu'on lui attribue ; je me bornerai à indiquer les principales, les plus constantes, les mieux constatées. Et d'abord il réprime, d'une manière sûre, ces secrétions albumineuses surabondantes des membranes muqueuses, qui caractérisent pour les poumons l'espèce de maladie si improprement appelée phthisie pulmonaire muqueuse, ou pituiteuse ; pour le gros intestin, les hémorroïdes blanches, dénomination également fausse ; pour le vagin, certaines leucorrhées excessives avec dépérissement ; pour la vessie, le catarrhe de cet organe qui a lieu sans douleur, mais avec fièvre hectique et un flux considérable d'urines boueuses, etc. Dans tous ces cas, et dans plusieurs autres qui peuvent leur être assimilés, le gaz acide carbonique, employé à l'intérieur, diminue bientôt et supprime enfin ces écoulemens excessifs. Il paroît même qu'il ne le cède point alors en vertu à l'eau de chaux et au quinquina coupés avec le lait, deux remèdes plus connus et plus usités contre ces maladies.

Après cette médication, la plus remarquable qu'on obtienne du gaz acide carbonique, c'est la répression du mouvement anti-péristaltique de l'estomac et l'action augmentée de son mouvement péristaltique. Il calme, d'une manière prompte, le vomissement et tous les symptômes qui lui sont subordonnés ou lui appartiennent; tels que nausées, éructations, hoquets, mal-aise précordial, etc. Il n'opère cet effet qu'en produisant une fluxion active sur le gros intestin, principalement à son extrémité. Aussi à haute dose est-il purgatif. Il contribue puissamment aux effets de l'eau de Sedlitz factice qui ne contient sur vingt onces d'eau que deux gros de sulfate de magnésie, et qui est cependant à cette dose un purgatif doué d'une certaine activité. De cette même action exercée par le gaz acide carbonique sur le gros intestin, il faut déduire la propriété qu'il a d'engorger les vaisseaux hémorroïdaux, et de provoquer, soit les hémorroïdes, soit le flux hémorroïdal.

On

On lui attribue aussi la vertu de favoriser l'écoulement des règles.

Cet orgasme qu'il détermine dans le système capillaire sanguin, doit en faire interdire l'usage dans l'hémoptysie, dans le vomissement de sang, l'hématurie, et en général dans tous les cas d'hémorragies graves, ou par leur siége, ou par leur durée. Son usage n'est point sûr encore dans les phlegmasies de l'arrière bouche; il agit sur cette partie par une sorte d'impression spéciale qui en augmente l'irritation, et qui se manifeste même dans l'état de santé, pour peu qu'on ait le pharynx délicat et sensible.

Il en est tout autrement de la gastrite, surtout de la gastrite chronique; aucune boisson dans cet état ne plaît autant à l'estomac que l'eau saturée de gaz acide carbonique; aucune autre ne calme d'une manière plus efficace tous les symptômes nerveux dépendans de l'inflammation. Mon ami, M. le docteur Stanislas Gilibert, secrétaire-général de la société de Médecine de Lyon, qui s'est livré à des recherches particulières sur l'emploi du gaz acide carbonique dans la gastrite, le regarde comme l'acide par excellence dans cette espèce de phlegmasie. Une expérience réitérée lui a appris qu'il étoit bien supérieur à l'acide citrique étendu d'eau, conseillé par M. Broussais.

Le gaz acide carbonique n'est pas dépourvu d'une certaine vertu sédative. L'air qui se développe dans l'estomac par l'opération de ce remède, contribueroit-il aussi à ses heureux effets? Un conseil singulier, donné aux hypocondriaques par Wedekind, dans son savant ouvrage *De vera notitia et curatione morborum primarum viarum*, couronné en 1790 par l'Académie impériale des Curieux de la nature, porteroit à le croire. Cet habile médecin conseille aux personnes dont les digestions sont habituellement laborieues, de retenir avec le plus grand soin tous les vents qui tendent à s'échapper par le haut. Bientôt l'estomac en est rempli, et l'on éprouve un instant de mal-aise : mais les gaz ne tardent guère à se précipiter dans les intestins, et s'échappent d'une manière bruyante par l'anus. Il faudroit bien se garder alors de s'opposer à leur sortie. Cette pratique est ennuyeuse, et même difficile dans le principe de son emploi : mais elle devient aisée avec le temps, et passe même en habitude ; elle tend, comme on le voit, à régulariser de plus en plus le mouvement péristaltique, à l'augmenter même et à contrarier le mouvement opposé, source féconde des mal-aises qu'éprouvent les hypocondriaques. Je m'en suis maintes fois servi pour moi, et je l'ai indiquée à des malades qui s'en sont parfaitement bien trouvés.

Je passe sous silence la qualité antiseptique du gaz acide carbonique, comme étant d'observation vulgaire; je ne dis rien de sa vertu antihystérique, parce qu'elle est moins constante. Je me hâte d'arriver aux formules diverses dont on se sert, dans la pratique de la médecine, pour l'introduire dans le corps. La plus ancienne que l'on connoisse est, je crois, celle de Rivière (*Haustus salinus Riverii*). Elle est ainsi composée :

Prenez Sel d'absynthe (carbonate de potasse). . . . . 1 scrupule.
Suc de citron. . . . . 6 gros.

Mêlez et avalez de suite dans l'acte même de l'effervescence.

Je substitue souvent à cette mixture la potion suivante, qui en offre une imitation peu correcte, et qui cependant, quoique privée de gaz acide carbonique, agit encore sur l'estomac par une sédation très-remarquable. Je la préfère à celle de Rivière dans les vomissemens purement spasmodiques ; et tels sont ceux qu'éprouvent en général les femmes grosses, les hystériques et les individus atteints de dégénérations squirreuses de l'estomac.

Prenez Sel d'absynthe (carbonate de potasse) . . . . 1 scrupule.
Suc de citron . . . . 6 gros.
Laudanum liquide (vin d'opium composé). . . . . 12 gouttes.
Eau de menthe poivrée . . . . . 4 gros.
Eau commune . . . . 6 onces.
Mêlez.

On en prend une cuillerée à bouche tous les quarts-d'heure.

Hulme (1) prescrivoit le gaz acide carbonique de la manière suivante :

Prenez Sel d'absynthe (carbonate de potasse). . . . . 15 grains.
Eau commune . . . . 4 onces.
Buvez de suite, et, immédiatement après, avalez le mélange suivant :

Prenez Esprit de vitriol (acide sulfurique affoibli). . . . . 20 gouttes.
Eau commune . . . . 4 onces.
Mêlez.

(1) *Nova methodus medendi calculum, scorbutum, podagram, etc.*

Tode (1), célèbre médecin et professeur de Copenhague, préfère aux formules ci-dessus la suivante :

Prenez Magnésie (carbonate de magnésie), 2 gros.
Eau commune. . . . . 4 onces.

Délayez et buvez de suite, ayant soin d'avaler aussitôt après une cuillerée à bouche de suc de citron.

Althof (2) employoit le gaz acide carbonique sous la forme suivante, pour la plus grande facilité des malades :

Prenez Magnésie (carbonate de magnésie), 6 gros.
Sel de tartre (carbonate de potasse), 2 gros.

Mêlez bien exactement, et partagez en doses du poids de demi-gros ou d'un gros.

On trouve aussi dans Selle (3), l'un des médecins qui ont le mieux connu et le plus employé le gaz acide carbonique, la formule suivante, au moyen de laquelle on obtient un dégagement de ce gaz dans l'estomac :

Prenez Crême de tartre (tartrate acidule de potasse) . . . . 2 scrupules.
Magnésie (carbonate de magnésie), 1 scrupule.

Mêlez pour une poudre à partager en quatre doses.

On prend une de ces doses toutes les

(1) *Med. chirur. Bibl.* t. 9, p. 566.

(2) J. A. Murray. *App. med.* t. 1, p. 188.

(3) *De cogn. et curand. hom. morb. Form.*

deux heures. Selle employoit surtout cett formule dans les cas de pyrosis, vulgairement appelé *soda*, ou *fer chaud*.

Mais aucune préparation n'offre le gaz acide carbonique en plus grande abondance, et dans un plus grand état de pureté, que l'eau acidule gazeuse dont j'ai déjà parlé, et qui contient sur vingt onces d'eau six fois ce volume de ce gaz. Je fais un grand usage de cette eau minérale factice, toutes les fois que je prescris le gaz acide carbonique, et l'on a pu voir, par l'exposé ci-dessus, que ces cas se représentent fréquemment pour moi dans la pratique. Après cette préparation, la plus sûre est l'eau de Seltz qui offre, sous un petit volume d'eau, une assez grande quantité de gaz acide carbonique, soit pur, soit mêlé ou combiné avec différens sels. La bière bien faite et très-mousseuse, le vin de Champagne mousseux, contiennent aussi beaucoup de gaz acide carbonique dans un état moins libre encore. Combiné avec des principes alcooliques très-actifs, ce gaz, dans ces différentes boissons, devient d'un usage plus rare en médecine.

J'aurois indiqué de suite, et en commençant cet article, l'eau acidule gazeuse, comme la préparation la plus parfaite en ce genre, s'il étoit également facile de se la procurer partout; mais on ne la trouve jusqu'à présent que dans les grandes villes de France, où se fabriquent des eaux minérales. Les diverses formules ci-dessus indiquées, la remplaceront jusqu'à un certain point dans la plupart des autres, où ce genre d'industrie n'existe point encore. On me saura donc gré, je pense, d'avoir conservé des formules qui ont vieilli pour Paris et Lyon, mais qui sont encore ce qu'on a de mieux dans les pays et dans les villes où l'on ne trouve point l'eau gazeuse acidule.

GARGARISME ANTISCORBUTIQUE

DU CÉLÈBRE CHIRURGIEN MORAND.

Prenez Malt ou orge germée, bien écrasée, 1 once.
Cresson de fontaine . . . . 1 forte poignée.

Faites cuire ensemble dans deux pintes d'eau jusqu'à réduction d'une pinte. Ajoutez dans la colature

Alun en poudre (sulfate acide d'alumine et de potasse) . . . . 2 gros.
Sel ammoniac (muriate d'ammoniac), 1 gros.

On se gargarise fréquemment avec cette liqueur, à laquelle on ajoute, au moment de l'employer, un tiers ou un quart d'eau-de-vie camphrée. Ce gargarisme est aussi fort utile dans la salivation mercurielle ; il faut seulement alors n'y point ajouter d'eau-de-vie camphrée, ou n'en mettre que quelques gouttes, à cause de la phlogose et de l'extrême sensibilité de la bouche. Cette inflammation paroît avoir fixé surtout l'attention d'un médecin de Lyon, qui est dans l'usage de combattre cette salivation par l'emploi des sangsues, et même par les saignées générales.

GARGARISME DE BOERHAAVE

CONTRE LES APHTHES (1).

Prenez Feuilles d'aigremoine fraîches . . 1 poignée.
——— de sauge . . . . 1 pincée.

Faites bouillir pendant un quart-d'heure dans trois demi-setiers d'eau. Ajoutez dans la colature

Miel rosat . . . . 2 onces.

GARGARISME DE TRONCHIN

DANS LE SCORBUT.

Prenez Eau d'orge . . . . 24 onces.
Miel rosat . . . . 2 onces.
Teinture de myrrhe . . . . . . 4 scrupules.
Esprit de sel marin (acide muriatique) . . . . 1 scrupule.

Mêlez.

(1) *Mat. med.*

On tient continuellement un peu de ce gargarisme dans la bouche, ayant soin de le cracher lorsque l'affluence de la salive ne permet pas de le garder plus long-temps.

GELÉE ADOUCISSANTE

DANS LA CONVALESCENCE DES GASTRITES.

Faites cuire un pied de veau dans une pinte de lait, à petit feu, pendant quatre ou cinq heures; ajoutez dans la colature une livre de sucre.

On prend une cuillerée à bouche de cette gelée de temps en temps dans le courant du jour. On peut boire, par-dessus chaque dose, une tasse ou verrée de petit-lait clarifié.

GELÉE DE SALEP (1).

Prenez un gros de la racine de salep réduite en poudre très-fine. Faites-la cuire à petit feu dans huit onces d'eau jusqu'à ce qu'elle prenne la consistance d'une gelée claire; coulez-la au travers d'un linge.

On en prend toutes les deux heures une ou deux cuillerées, et l'on boit par-dessus chaque dose une tasse à café de lait coupé avec partie égale d'eau.

(1) Herrenschwand, Traité des principales et des plus fréquentes maladies.

GELÉE LÉGÈREMENT TONIQUE.

Prenez Gelée de corne de cerf au quinquina, ou
Gelée de lichen d'Islande . . . . . . 4 onces.

La dose est d'une cuillerée à café trois ou quatre fois par jour. On boit, immédiatement après chaque dose, un verre d'un léger bouillon de poulet, dans lequel on a fait cuire, pendant un quart-d'heure, un gros de capsules de pavot fraîches et concassées.

Ces deux gelées sont également efficaces dans la convalescence des gastrites et des entérites. La seconde est moins tonique que la première.

INFUSION BÉCHIQUE

DE LA PHARMACOPÉE DE VIENNE (1).

Prenez Fleurs de coquelicot . . . . 2 gros.
Versez dessus
Esprit de vitriol (acide sulfurique affoibli) . . . . 15 gouttes.
Ajoutez
Sucre . . . . 2 onces.
Faites infuser le tout dans
Décoction d'orge perlée . . . . . . 1 livre.

(1) Ed. de 1765, in-folio.

On prend deux ou trois cuillerées à la fois de cette infusion, surtout dans les quintes de toux. On consomme cette quantité dans les vingt-quatre heures.

INFUSION DE TISSOT
CONTRE LA MIGRAINE (1).

Prenez Treffle de marais, de 2 scrupules à 1 gros.

Versez dessus douze onces d'eau bouillante, et laissez infuser toute la nuit; le lendemain passez, et ajoutez

Sirop de valériane . . . . 2 onces.

Pour prendre chaque jour en trois doses ou petites verrées, une le matin, à midi et le soir.

INFUSION STOMACHIQUE DE TISSOT (2).

Prenez Quinquina concassé . . . . . de 2 à 4 gros.
Feuilles d'oranger . . . . 1 gros.
Têtes de camomille romaine, 1 forte pincée.

Versez dessus chopine d'eau bouillante; laissez infuser toute la nuit hors du feu.

On prend le tiers froid, une heure avant le déjeûner; le second tiers, une heure avant le dîner, et le troisième, une heure avant le souper.

---

(1) Traité des nerfs. Art. *migraine*.

(2) Onanisme. *Ad calcem operis*.

INJECTION ACOUSTIQUE.

Prenez Baume du Pérou . . . . 2 gros.
Teinture de musc . . . . 4 gouttes.
Essence de roses . . . . 1 goutte.
Décoction légère d'Hypéricum . . 20 onces.
Mêlez.

On injecte de cette liqueur dans l'oreille deux ou trois fois par jour, et chaque fois ce que peut en contenir une petite seringue dite à injection. On place la tête de manière à pouvoir conserver cinq ou six minutes chaque fois, dans le conduit auditif, une partie de la liqueur injectée. Ces injections sont efficaces dans les surdités accidentelles et de cause catarrhale. Saint-André, habile chirurgien de Londres, s'étoit fait une grande réputation dans le traitement des maladies de l'oreille, par des injections de vinaigre distillé étendu d'eau.

INJECTION ASTRINGENTE.

Prenez Alun (sulfate acide d'alumine et de potasse) . . . . 4 gros.
Eau commune . . . . 2 livres.
Essence de roses . . . . 2 gouttes.
Mêlez.

On fait des injections de cette liqueur,

le matin et le soir, dans la vulve et le vagin. Cette injection est utile dans les chutes ou descentes de la matrice, qui ne sont souvent et très-souvent, comme j'ai eu l'occasion de m'en assurer, qu'un relâchement avec épaississement de la membrane muqueuse vaginale. Pour faire cette injection avec fruit, il faut que la femme qui en fait usage prenne une position telle que le liquide ne s'échappe pas en entier, à mesure qu'il est injecté.

INJECTION

CONTRE LES CARNOSITÉS DU CANAL DE L'URÈTRE.

Prenez Baume tranquille . . . . 2 onces.
Huile de scorpion . . . . 1 once.
Panacée mercurielle, parfaitement pulvérisée . . . . 1 gros.

Mêlez.

Après qu'on a uriné, on injecte dans le canal de l'urètre la valeur d'un grand dé plein de ce mélange, et l'on réitère l'opération le matin, à midi et le soir pendant un mois. On retient cinq minutes au moins dans le canal le liquide injecté. On agite le mélange toutes les fois qu'on s'en sert.

INJECTION DE WATHELY

POUR ARRÊTER LA BLENORRHÉE (1).

Prenez Sublimé corrosif (muriate suroxidé de mercure) . . . . 1 gros.
Esprit de vin rectifié (alcool pur) . . 1 once.

Mêlez.

Dans quatre onces d'eau de pluie ou d'eau distillée, on ajoutera depuis deux jusqu'à vingt gouttes de cette solution, et

Sulfate de zinc, depuis 4 jusqu'à 10 grains.

On fait trois injections par jour, chacune de la durée d'une minute ; la seringue ne doit contenir chaque fois qu'une drachme de la solution ci-dessus. On peut avec le temps augmenter le nombre des injections.

INJECTION

POUR GUÉRIR LES PLAIES AVEC DÉCOLLEMENT, DONNANT LIEU A UNE ABONDANTE SUPPURATION.

Prenez Quinquina concassé . . . . 4 gros.

Faites cuire dans trois demi-setiers d'eau jusqu'à réduction de chopine. Dans la colature refroidie, faites éteindre, à deux reprises différentes, un morceau de fer rougi à blanc. Ajoutez plus tard

Laudanum liquide de Sydenham (vin d'opium composé) . . . demi-gros.

On injecte, à plusieurs reprises, la moitié

(1) Traité pratique de la cure de la gonorrhée virulente dans l'homme, par *Th. Wathely*, chirurgien à Londres, traduit de l'anglais, par *Philibert Mouton*. Chap. V.

de cette décoction dans la plaie au pansement du matin ; on injecte l'autre moitié dans la plaie au pansement du soir, et les chairs doucement excitées par ces injections stimulantes et toniques, ne tardent point à se recoller.

JULEP ANTIHYSTÉRIQUE.

Prenez Eau distillée de rhue	de chaque 2 onces.
——— de brione	
——— de fleur d'orange . .	
Sirop de stoechas	de chaque 1 once.
—— de valériane	
—— de pivoine	

Mêlez.

A prendre en trois ou quatre doses.

JULEP TEMPÉRANT DE SYDENHAM.

Prenez Eau de laitue	de chaque 4 onces.
—— de pourpier	
Sirop de limon	2 onces.
—— de violettes	1 once.
Sel de nitre (nitrate de potasse) . .	12 grains.
Eau de fleur d'orange	demi-once.

Mêlez.

Pour prendre en deux ou trois doses dans la nuit.

LAIT AMMONIACAL
DES PHARMACOPÉES ANGLAISES.

Prenez Gomme ammoniaque . . . . . . 1 scrupule.
Oximel scillitique . . . . 2 onces.
Eau de pouliot . . . . 6 onces.
Eau de menthe poivrée ou de cannelle orgée . . . . 4 gros.

Mêlez, après avoir long-temps broyé la gomme avec l'eau de pouliot ou l'oximel scillitique.

On donne cette potion par cuillerées dans les vingt-quatre heures. Elle est éminemment efficace dans les catarrhes chroniques des vieillards avec une abondante et difficile expectoration. Baldinger, dans sa savante dissertation, *De optima medicamentorum mixtione*, en vante les heureux effets. C'est aussi la combinaison que Murray (*App. med.*, t. VI, p. 192) préfère à toutes les autres, lorsque l'absence de toute espèce de phlogose permet de stimuler l'organe pulmonaire pour le débarrasser des secrétions muqueuses et albumineuses qui l'engorgent. *Quando à stimulo nihil metuendum, elegans connubium est gummi ammoniaci cum oxymelle scillitico, additâ aquâ destillatâ et syrupo.*

LAIT

LAIT MERCURIEL DE PLENCK (1).

Prenez Mercure bien purifié . . . . 1 gros.
Gomme arabique . . . . 4 gros.
Sirop de diacode, quantité suffisante pour réduire en mucilage, après avoir long-temps broyé dans un mortier; délayez ensuite en versant dessus peu à peu
Lait de vache bouillant . . . . . . 8 onces.

On fait baigner l'œil dans un peu de cette liqueur lorsqu'il est affecté d'ophtalmie gonorrhoïque. On y plonge aussi le bout de la verge dans le phimosis de nature vénérienne. On s'en gargarise la bouche et le pharinx dans l'angine syphilitique. Je l'ai employée une seule fois, et avec succès, dans cette dernière maladie.

LAVEMENT ADOUCISSANT DE FOUQUET DANS LA DYSSENTERIE (2).

Prenez Son bien lavé . . . . demi-poignée.
Eau commune . . . . 2 pintes.
Faites cuire jusqu'à réduction de moitié ou d'une pinte; ajoutez dans la colature
Jaunes d'œuf frais . . . . n.° 3 ou 4.

On consomme cette quantité de décoction

(1) *Doct. de morb. vener.* Viennæ, 1787, in-8.°, p. 190 et 191.

(2) Journal de la Clinique de Montpellier. Septembre, 1796. Extrait de mes notes manuscrites.

en lavement, et par quart de seringue à la fois, dans les vingt-quatre heures.

Il est à ma connoissance que le professeur Fouquet a guéri plusieurs dyssenteries très-graves, dans la salle de la Clinique de Montpellier, presque avec ces seuls lavemens. Il en secondoit quelquefois l'usage par une tisane doucement astringente, qui étoit une infusion de fleurs de bouillon blanc à laquelle il faisoit ajouter une petite quantité de conserve de roses rouges. Le régime consistoit en une tasse de purée de pois ou de lentilles à prendre toutes les trois ou quatre heures; et comme ce régime donnoit lieu à la production d'une grande quantité de vents dans les intestins, je me rappelle avoir souvent entendu ce célèbre professeur annoncer que leur développement étoit un moyen de guérison. Cette intéressante observation se rattache peut-être à celles que nous avons déjà faites en parlant du gaz acide carbonique. Grimaud, qui a exprimé tant d'idées ingénieuses en médecine, étoit persuadé que les flatuosités des hypocondriaques sont un moyen de la nature pour régulariser les fonctions des organes digestifs. J'ai traité trois ou quatre dyssenteriques, par le seul usage des purées de lentilles très-claires, adoucies avec un peu de beurre frais, et données en guise de tisane, et les malades ont guéri en peu de jours, sans qu'aucun autre remède ni externe ni interne ait été employé concurremment.

LAVEMENT ANTILAITEUX D'ALBERTINI (1).

Prenez Bouillon de veau . . . . 8 à 10 onces.
Beurre frais . . . . 2 onces.
Sucre . . . . 1 once.

Pour un lavement à donner de suite.

Deux femmes de la plus grande distinction éprouvoient quelques jours après l'accouchement, un gonflement si considérable des mamelles, causé par une secrétion surabondante de lait, qu'elles étoient privées de sommeil, et qu'elles ne pouvoient remuer les bras sans souffrir. Albertini qui leur donnoit des soins, ne prescrivit que le lavement ci-dessus, qui leur fit rendre par les selles une grande quantité de matière dont l'aspect étoit absolument laiteux, et de suite les seins se dégonflèrent. Étoit-ce réellement du lait? on pourroit le croire, si on admettoit l'observation rap-

(1) Morgagni, *de sedibus et causis*. L. IV, ép. L, pag. 38.

portée par Nuck dans sa Sialographie, chap. 2, et dans laquelle cet auteur raconte qu'une femme ayant cessé de nourrir son enfant, se trouva dans le même cas que les deux malades d'Albertini, et éprouva l'affaissement des seins par une sputation abondante de lait qui inondoit la bouche à la place de la salive. Au reste, cette question est tout à fait particulière; elle se rattache à une question plus générale et plus difficile à résoudre, celle des maladies laiteuses. Le peuple a peut-être ici trop généralisé; mais les médecins septiques sont tombés, je crois, dans l'excès contraire. Ils ont beaucoup trop réduit le nombre de ces maladies. La solution de ce grand problème tient à une théorie plus exacte des secrétions que nous connoissons encore si peu, et qui embrassent cependant la moitié de la physiologie. J'ai déjà provoqué l'attention des médecins sur le mécanisme et l'importance des secrétions dans une note de ma traduction de la pollution diurne de Wichmann.

Quoi qu'il en soit, on a reconnu, par une expérience longuement répétée, que la dérivation sur les gros intestins, est un des plus sûrs moyens de dégorger les mamelles gonflées par le lait. De là tant de compositions justement célèbres, qui produisent cette dérivation salutaire, telles que le petit-lait antilaiteux de Weiss, et divers lavemens appelés antilaiteux, qu'on remplaceroit peut-être avec avantage pour les malades, par le lavement simple employé par Albertini. Il y a peut-être un fonds de vérité qu'il faut dégager d'une foule d'idées superstitieuses dans ce qu'on a dit des flux laiteux et des épanchemens de lait. Les observations pour et contre ont besoin d'être examinées de nouveau et plus sévèrement. N'y a-t-il que le lait secrété dans les mamelles et résorbé qui puisse donner lieu à ce qu'on appelle maladies laiteuses? je ne le crois point; la nature est avide de secrétions, elle en a un besoin extrême; elle multiplie pour les organes les moyens de secréter; elle substitue quelquefois pour cela un appareil organique à un autre. Après l'âge de 50 ans, c'est presque toujours par des altérations dans nos tissus que la vie s'interrompt et cesse. L'un des plus sûrs moyens pour prévenir ces funestes désorganisations, c'est l'établissement à la surface du corps, des sétons, des cautères et des exutoires permanens, qui sont autant de nouveaux organes sécréteurs créés par l'art.

LAVEMENT DE PLENCK
CONTRE LES VERS ASCARIDES (1).

Prenez Aloës . . . . 2 gros.
Jaune d'œuf frais . . . . n.° 1.

Triturez et versez dessus peu à peu

Lait de vache . . . . 6—8 onces.

Pour injecter dans l'intestin rectum en une seule dose.

J'ai souvent employé ce lavement, et avec succès, dans les cas indiqués par Plenck. J'ai diminué de moitié la dose de l'aloës. Les vers ascarides occupent presque toujours les gros intestins, et on les détruit plus sûrement par des lavemens vermifuges que par tous les remèdes internes les plus vantés. Les lavemens composés avec une forte décoction de sommités d'absynthe, ne sont pas moins efficaces que les lavemens aloëtiques. Je leur donne en général la préférence, parce qu'ils sont plus faciles à préparer, et appartiennent d'ailleurs à la médecine domestique, la première, dit Galien, que le médecin doive employer.

---

(1) Voy. son grand ouvrage *Icones plant.* Art. *aloës.*

LAVEMENT DE VAN-SWIETEN

POUR CALMER LES COLIQUES ET LE TÉNESME QUI ACCOMPAGNENT LA DIARRHÉE DES PHTHISIQUES (1).

Prenez Térébenthine purifiée. . . . . 1 gros.
Jaune d'œuf frais . . . . n.° 1.

Triturez dans un mortier et ajoutez

Thériaque Andromaque . . . . 4 gros.

Délayez ensuite le tout dans quatre onces de lait chaud.

On engage le malade à garder ce lavement le plus long-temps qu'il peut, afin que le remède agisse surtout d'une manière topique. J'ai souvent prescrit avec un grand avantage pour les malades la même injection dans les phthisies intestinales, qui avoient succédé à l'entérite aiguë ou chronique. Wintringhan (2) indique une composition analogue à employer aussi en lavement. Il annonce qu'on peut tout espérer des lavemens dans les phthisies intestinales, entretenues par des ulcérations de l'intes-

(1) Op. Tom. IV, p. 95.

(2) *Notat. et obs. in Rich. Mead. Monita et præcepta med. Dysent.*

tin rectum au voisinage de l'anus, et il rapporte qu'une suppuration de cette espèce fut guérie par ce moyen. Voici la formule qu'il indique :

Prenez Térébenthine commune . . . . . 4 gros.
Huile de lin . . . . 2 onces.
Jaune d'œuf frais . . . . 2 gros.

Broyez dans un mortier et versez dessus peu à peu
Eau de chaux . . . . 6 onces.

On injecte cette mixture dans l'intestin rectum deux fois en vingt-quatre heures. Il seroit plus convenable, je pense, de n'en injecter que la moitié à la fois. Le malade pourroit retenir plus long-temps le remède, qui agit ici d'une manière purement locale.

LAVEMENT RAFRAICHISSANT.

Prenez Petit-lait . . . . 1 livre.
Pulpe de courge fraîche ou de melon frais . . . . 4 onces.

Faites cuire ensemble jusqu'à réduction de dix onces. Ajoutez dans la colature
Miel rosat . . . . 2 onces.

On injecte en deux fois ce lavement dans l'intestin rectum. On met quelques heures d'intervalle entre les deux injections.

Ce lavement est fort utile dans certains cas de dyssenterie, d'hémorroïdes, de constipation, et de maladie organique de l'intestin rectum. Morgagni a vu une constipation opiniâtre, qui ne céda qu'à des lavemens composés avec la décoction de cette matière pulpeuse et filandreuse que l'on trouve au centre des melons. Le petit-lait dans lequel on fait cuire les boyaux d'un poulet récemment tué, est aussi dans les mêmes cas un lavement très-efficace.

LINIMENT ANTIVÉNÉRIEN.

Prenez Onguent mercuriel fait au double, 4 scrupules.
Huile d'amandes douces . . . . 2 onces.
Laudanum liquide de Sydenham
(vin d'opium composé) . . . 1 gros.
Mêlez.

On fait baigner le gland dans un peu de ce mélange, deux ou trois fois par jour, lorsque le malade éprouve sur cette partie des chancres vénériens avec une inflammation que les antiphlogistiques ordinaires n'ont pu dissiper. Lorsque le gonflement du prépuce ne permet pas de découvrir le gland, j'emploie ce liniment en injection.

LINIMENT
CONTRE LES APHTHES DE LA BOUCHE.

Prenez Alun (sulfate acide d'alumine et de potasse) . . . . 1 gros.
Suc de grande joubarbe . . . . . . 1 once.
Miel de Narbonne . . . . 5 onces.

Mêlez et incorporez bien exactement.

On enduit les aphthes avec un peu de ce liniment plusieurs fois par jour, et l'on a soin de n'en rien avaler.

LINIMENT DE PRINGLE
CONTRE L'ANGINE (1).

Prenez Huile camphrée . . . . 2 onces.
Esprit volatil de corne de cerf succiné (ammoniaque succiné) . . . . . 1 once.

Mêlez.

On trempe dans ce liniment un petit morceau de flanelle d'une grandeur relative à celle de la partie antérienre du cou qu'il doit recouvrir. On l'imbibe de nouveau toutes les quatre ou six heures. Il détermine ordinairement une rubéfaction prompte, qui fait cesser la phlogose intérieure et le spasme dont elle est si souvent accompagnée, et qui à lui seul produit la moitié des symptômes.

---

(1) Maladies des armées. *Paris*, 1755, in-8.°

Il guérit aussi quelquefois en déterminant une abondante sueur. Le topique agit souvent par ces deux voies en même temps. Il est toujours prudent, avant de l'employer, de dégorger les parties malades par des évacuations sanguines, à moins qu'on ne soit appelé au début du mal et avant que la fluxion soit complète; car alors on pourroit espérer de faire avorter la maladie par cette méthode perturbatrice. Ce liniment, convenablement employé, peut être d'un grand secours aux personnes sujettes aux angines, et qui, au moindre refroidissement, éprouvent cette espèce de phlogose à un degré considérable et avec terminaison par suppuration. On se trouve bien, pour résoudre l'inflammation pendant qu'on rubéfie les parties extérieures, de faire tenir continuellement dans la bouche un glaçon que le malade suce, et dont il avale peu à peu l'eau fondue, ou mieux encore une cuillerée à café de gelée de cassis ou groseilles noires, réputée spécifique dans ces sortes de phlogoses (1), ou des tablettes faites avec le cristal minéral (nitrate mêlé de sul-

(1) Voy. Transact. philosophiques, n.° 459. — Selle *Pyretologia. Inflammatio pharyngis.*

fate de potasse), qui ne sont pas moins efficaces, comme je l'ai maintes fois éprouvé.

LINIMENT DU DOCTEUR RAST

CONTRE LES MÉTÉORISMES DU VENTRE, PROVENANT DE L'ORGANE UTÉRIN.

Prenez Huile rosat . . . . 2 onces.
Onguent populéum . . . . 4 gros.
Camphre . . . . 2 gros.
Vinaigre de saturne (acetate de plomb liquide) . . . . 1 gros.
Mêlez bien exactement.

On engraisse le ventre toutes les quatre heures avec un peu de ce liniment.

LINIMENT RÉSOLUTIF (1).

Prenez Fiel de bœuf . . . . 8 onces.
Sel de cuisine (muriate de soude) . . . . 1 once et demie.
Huile de noix . . . . 2 onces.

Mêlez. Exposez à la chaleur modérée d'un fourneau pendant trente-six heures.

On trempe une couche épaisse de filasse ou étoupe dans ce liniment, et on l'applique sur la tumeur strumeuse dont on veut obtenir la résolution.

Je connois peu de topiques qui sur-

---

(1) *Acta acad. Joseph. Vindob.* Vol. in-4.° Vindob., 1788, pag. 306.

passent en vertu ce liniment dans les cas de tumeurs froides ou indolentes à résoudre, lorsqu'elles sont toutefois, par leur nature, susceptibles de résolution.

LINIMENT RÉSOLUTIF DE FULLER (1).

Prenez Huile d'olive . . . . 2 onces.
Alkali volatil (ammoniaque liquide) . . . . 2 gros.
Eau thériacale . . . . 1 gros.
Camphre . . . . 1 scrupule.
Mêlez.

Fuller recommande l'usage de ce liniment dans les rhumatismes chroniques et les engorgemens laiteux récens.

LINIMENT RÉSOLUTIF ET STIMULANT DE STOLL (2).

Prenez Emplâtre de vésicatoire . . . . . } de chaque
Onguent d'althæa . . . . } 1 once.
Huile de lin, ou d'amandes douces, ou d'olive, quantité suffisante pour former un liniment auquel on ajoute
Teinture de cantharides . . . . 1 scrupule.
Mêlez.

On frotte avec un peu de ce liniment,

---

(1) *Pharmacopœa extemp.*

(2) *Diss. med. ad morbos chronicos pertinentes. — De medicamentis compositis in pharmacopœa austriaco-provinciali contentis.*

plusieurs fois par jour, les jointures ou les membres frappés de paralysie, de goutte asthénique, de rhumatisme chronique, d'engorgemens froids. Il prépare avec avantage les parties malades à l'action de topiques plus actifs.

LINIMENT SÉDATIF.

Prenez Baume tranquille	}	de chaque 3 onces.
Huile camphrée		
—— de camomille		
—— de jusquiame		

Mêlez.

On en fait des embrocations sur la partie douloureuse, et on les réitère plus ou moins souvent, selon l'intensité de la douleur, et le centre plus ou moins sensible, auquel le liniment est appliqué. Il est certain qu'à la tête, ce liniment doit être employé avec plus de réserve que sur le tronc, et surtout sur les membres.

LINIMENT SÉDATIF DE BUCHAN
POUR LES HÉMORROÏDES (1).

Prenez Onguent populéum . . . . 2 onces.
Laudanum liquide (vin d'opium composé). . . . . 4 gros.
Jaune d'œuf frais . . . . n.° 2.

Battez ensemble toutes ces substances pour en former un liniment dont on applique sur la partie malade suffisante quantité, ayant soin de renouveler ce pansement toutes les quatre heures, et plus souvent même s'il en est besoin.

LIQUEUR ANTIARTHRITIQUE D'ELLER
CONTRE LES AFFECTIONS GOUTTEUSES ET RHUMATISMALES CHRONIQUES.

Prenez Liq. de corne de cerf succinée (ammoniaque succiné) . . . } de chaque 4 gros.
Liq. anodine minérale (alcool éthéré) . . . . } de chaque 4 gros.

Mêlez.

On en prend vingt ou vingt-quatre gouttes deux ou trois fois par jour dans un grand verre d'eau froide sucrée. Cette composition donne lieu à des sueurs considérables que l'on entretient par une boisson abondante de petit-lait tiède, dans lequel on fait infuser des pétales de coquelicot. C'est un remède souverain dans les affections goutteuses et

---

(1) Méd. domestique, trad. par Duplanil. T. IIe p., c. 25.

rhumatismales invétérées, qui ont un caractère spasmodique ou nerveux. Mais je préfère à cette liqueur, dans les mêmes cas, la mixture suivante dont je fais un fréquent usage :

Prenez	Teinture d'ipécacuanha	de chaque 2 gros.
	Laudanum liquide de Sydenham (vin d'opium composé) . . .	
	Liq. anodine minérale (alcool éthéré)	
	Liq. de corne de cerf succinée (ammoniaque succiné) . . .	

On en prend vingt-quatre gouttes dans un verre d'eau froide le matin, à midi et le soir. On boit de temps en temps une tasse de thé léger pour entretenir la sueur abondante que ce remède détermine.

LIQUEUR ANTIOPHTALMIQUE.

Prenez	Miel de Narbonne	1 once.
	Eau de plantain	16 onces.
	Essence de roses	1 gouttelette.

Mêlez et faites fondre exactement le miel.

On bassine souvent les yeux avec cette liqueur, dans laquelle on trempe aussi des compresses dont on les recouvre, et que l'on humecte de temps en temps.

LIQUEUR

LIQUEUR ANTISTRUMEUSE

ET CONTRE LA TEIGNE.

Prenez		
	Mercure doux (muriate mercuriel doux) enfermé dans un nouet	de chaque 1 gros et demi.
	Racine d'ipécacuanha concassée ,	
	Sel fixe de tartre	

Faites cuire dans une pinte d'eau jusqu'à réduction de moitié ou de chopine.

La dose est de deux cuillerées à bouche dans une pinte de bochet simple à consommer chaque jour.

LIQUEUR RÉSOLUTIVE

CONTRE LES TUMEURS FROIDES ET INDOLENTES.

Prenez Chaux vive . . . . 2 gros.
Mercure coulant . . . . demi-gros.

Triturez ensemble jusqu'à l'extinction complète du mercure ; mettez le tout dans une bouteille d'eau , dans laquelle on aura fait dissoudre

Savon gris . . . . 4 gros.

On recouvre la tumeur de compresses trempées dans ce liquide que l'on fait chauffer pour l'usage. — C'est un puissant résolutif, dans toutes les tumeurs qui sont susceptibles de résolution. Son effet est merveilleux dans les engorgemens de la glande tyroïde.

LIQUEUR STIMULANTE ET VULNÉRAIRE DE WITHE.

Prenez Chaux vive . . . . 2 onces.
Myrrhe . . . . 1 once.

Triturez dans un mortier de marbre, et versez dessus deux livres d'eau; laissez quelques jours en digestion; décantez ensuite.

Cette liqueur ne s'emploie qu'à l'extérieur; elle est surtout utile en injection pour les ulcères fistuleux, les plaies avec décollement des chairs, etc.

LOOCH DE BOERHAAVE POUR RAPPELER L'EXPECTORATION (1).

Prenez Huile d'amandes douces, 1 once et demie.
Sirop de violettes . . . . } de chaque 4 gros.
Miel de Narbonne . . . . }
Jaune d'œuf frais . . . . }

Mêlez et incorporez.

On en donne une cuillerée à café toutes les demi-heures jusqu'à ce qu'on ait rétabli l'expectoration. Je fais prendre par-dessus chaque dose une tasse à café de la décoction suivante :

---

(1) Voy. *Mat. med.*, ou *Gaubius de Methodo formulas concinnandi*.

Prenez Fleurs d'arnica-montana . . 1 scrupule.
Anis étoilé . . . . 1 petite pincée.

Faites cuire dans trois demi-setiers d'eau pendant un quart-d'heure. Sucrez la colature convenablement.

LOOCH DE J. P. FRANK (1).

Prenez Mucilage de gomme arabique . . } de chaque
Miel cuit et écumé . . . . } 1 once.

Mêlez et incorporez.

On consomme ce looch dans les vingt-quatre heures par cuillerées à café ou à bouche, et l'on boit par-dessus chaque dose une tasse ou une verrée d'infusion de fleurs de violettes, ou de fleurs de bourrache, ou de fleurs béchiques.

LOOCH DE ROSEN
CONTRE LES APHTHES (2).

Faites cuire demi-once de semences de lin écrasées dans une chopine d'eau jusqu'à consistance de sirop ; ajoutez ensuite deux onces de miel rosat.

On prend souvent une cuillerée à café de ce looch.

(1) *De curand. hom. morb.* Lib. .II *Inter formulas.*
(2) Murray, *App. med.* t. 3, p. 480.

LOOCH EXPECTORANT D'ASTRUC (1).

Prenez Miel de Narbonne	} de chaque
Pulpe de pomme de reinette ..	} 2 onces.
Fleurs de soufre	} de chaque
——— de benjoin	} 1 gros.

Faites un looch avec suffisante quantité de sirop d'Érésimum.

On en prend une petite cuillerée à café toutes les deux ou trois ou quatre heures. Je substitue ordinairement, quand je prescris cette formule, la pulpe ou marmelade de pommes à la pulpe de raisins secs, qui est indiquée par l'auteur.

LOOCH LÉGÈREMENT EXPECTORANT D'ASTRUC (2).

Prenez Beurre frais	} de chaque
Miel de Narbonne	} 2 onces.

Exposez le mélange sur un feu doux, et faites fondre pour former un looch.

A prendre par cuillerées à café ou par cuillerées à bouche.

(1) *Tract. therapeut.* Genevæ, 1743, p. 60.
(2) *Opus cit.* p. 59.

LOOCH SIMPLE.

Prenez Gomme adragant . . . . demi-gros.
Sucre en poudre . . . . 1 once.

Triturez ensemble, et versez dessus peu à peu
Infusion d'une pincée de pétales de coquelicot . . . . 6 onces.

Aromatisez ensuite avec
Eau de fleur d'orange . . . . 1 once.

Mêlez.

A prendre par cuillerées à bouche de temps en temps. Pour déterminer un effet sédatif plus sûr et plus prompt, on substitue à l'infusion de fleurs de coquelicot la même quantité d'une légère décoction d'un gros de capsules de pavot fraîches et légèrement concassées.

LOTION CONTRE LES ENGELURES (1).

Prenez Alun (sulfate acide d'alumine et de potasse) . . . . 8 onces.
Eau commune . . . . 1 pinte et demie.

On fait baigner la partie malade dans cette solution aluminée, deux ou trois fois par jour, pendant un quart-d'heure chaque

---

(1) Bibliothèque physico-économique, n.° 7. Floréal, an XI.

fois. Lorsque les engelures sont entamées, on met une quantité d'eau double de celle qui est indiquée ci-dessus, et après l'immersion de la partie qui éprouve des engelures, on la recouvre d'un linge fin sur lequel on étend du cérat de Galien, auquel un peu de laudanum liquide a été mêlé.

LOTION

POUR CALMER LES DOULEURS ATROCES DU CANCER OU SQUIRRE ULCÉRÉ.

Prenez Têtes de pavot récentes et écrasées, 1 once.

Faites cuire dans deux pintes d'eau jusqu'à réduction d'une pinte. Dans la colature refroidie ajoutez

Alkali volatil fluor (ammoniaque), depuis 1 jusqu'à 2 onces.

Mêlez.

On trempe des compresses dans cette liqueur et on les applique sur la plaie cancereuse. On renouvelle ces applications toutes les trois ou quatre heures. J'ai soulagé, par ce moyen, des douleurs atroces qu'aucun autre topique n'avoit pu calmer.

LOTION

POUR LES ULCÈRES CUTANÉS, POUR LES DARTRES ULCÉRÉES, etc.

Prenez Eau blanche légère . . . . 8 onces.
Huile camphrée . . . . 4 onces.
Mêlez.

On en bassine les ulcères plusieurs fois par jour. On les recouvre de compresses imbibées de ce mélange. Vers la fin du traitement, et pour hâter la guérison, on ajoute un peu de décoction de quinquina aux ingrédiens ci-dessus.

MARMELADE

CONTRE LES CATARRHES PULMONAIRES CHRONIQUES.

Prenez Miel de Narbonne . . . . 8 onces.

Faites fondre dans un vaisseau de terre; l'ayant retiré du feu, ajoutez-y

Fleurs de soufre	de chaque 2 gros.
Racine d'enula-campana	
Extrait de réglisse	
Eau de roses	

Mêlez et incorporez en forme d'opiat ou d'électuaire.

On en prend gros comme une grosse noix muscade trois ou quatre fois par jour, et l'on boit par-dessus chaque dose une verrée d'infusion de pétales de coquelicot, ou une tasse d'infusion de fleurs de sureau chaude et bien sucrée.

MARMELADE DE DE HAEN

CONTRE LA CARDIALGIE PAR IRRITATION (1).

Prenez Huile de lin récemment exprimée, } de chaque
Pulpe de casse . . . . } 2 onces.

Mêlez et incorporez.

La dose est d'une cuillerée à café à sept, à neuf et à onze heures du matin. On boit un verre de petit-lait clarifié immédiatement après chaque dose. L'expérience a appris que l'huile de lin, lorsqu'elle est toutefois parfaitement fraîche, condition essentielle, étoit bien préférable dans ces cas de cardialgie aux autres huiles plus usitées, d'olive, de noix, d'amandes douces, etc.

La femme d'un épicier de cette ville, paroisse St-Paul, éprouvoit depuis dix-huit mois une cardialgie avec jaunisse chronique et dépérissement. Je l'envoyai à la campagne vers le 20 du mois d'août, en ne lui prescrivant pour remède que la marmelade ci-dessus, et pour régime que l'usage du raisin mangé dans la vigne à toute heure du jour. Vers le milieu d'octobre, elle paroissoit guérie et mangeoit de tout impunément.

(1) *Opuscula quædam inedita.* Vind., 1795. 2 vol., p. 66.

MARMELADE DE KŒMPF

CONTRE LES HÉMORRAGIES NASALES HABITUELLES (1).

Prenez Pulpe de pruneaux . . . . 8 onces.

Rhubarbe . . . . } de chaque 2 gros.
Crême de tartre (tartrate acidule de potasse) . . . . }

Sirop de coing, quantité suffisante pour donner la consistance de marmelade.

La dose est de quatre cuillerées à café chaque jour. On boit après chaque dose un verre de petit-lait clarifié ou une écuellée de bouillon de veau.

Cette marmelade atteint parfaitement le but de l'auteur dans les hémorragies habituelles qui sont entretenues par un mauvais état des organes abdominaux, et principalement du foie.

MARMELADE DE ROSEN

CONTRE LA TOUX AVEC EXPECTORATION ABONDANTE (2).

Prenez Gingembre en poudre . . 1 cuillerée à café.
Miel de Narbonne . . . . 6 onces.

Mêlez et incorporez.

La dose est d'une cuillerée à café deux ou trois fois par jour. On boit par-dessus

---

(1) *Enchiridium medicum. Edidit Kortum.* Francofurti ad Mœnum, 1792, p. 175.

(2) J. A. Murray, *App. med.* Tom. V, p. 58.

chaque dose un bouillon de choux rouges, ou de navets, ou une infusion de fleurs de bourrache.

MARMELADE EXPECTORANTE.

Prenez Manne en larmes . . . . 3 onces.
Sirop scillitique . . . . 1 once.
Le suc exprimé de cent cloportes.
Kermès minéral . . . . 1 à 2 grains.

Mêlez, incorporez et aromatisez avec une goutte ou deux d'essence d'anis.

On prend une cuillerée à café de cette marmelade toutes les deux heures, et l'on boit, immédiatement après, une tasse d'un thé léger et bien chaud. Lorsqu'on veut relâcher le ventre, on substitue le sirop de nerprun à celui de scille, et l'on obtient souvent alors d'abondantes évacuations alvines.

AUTRE MARMELADE EXPECTORANTE.

Prenez Manne en larmes . . . . 6 onces.
Huile d'amandes douces . . . . } de chaque 2 gros.
Sirop scillitique . . . . }
—— de polygala . . . . }
Kermès minéral, depuis 4 jusqu'à 6 grains.

Mêlez et incorporez.

La dose est d'une cuillerée à café quatre

ou cinq ou six fois par jour. L'on boit par-dessus chaque dose une tasse de thé léger.

AUTRE MARMELADE EXPECTORANTE.

Prenez Miel de Narbonne	. . . .	6 onces.
Sirop de polygala de Virginie	. .	de chaque 1 once.
—— scillitique	. . . .	
Fleurs de benjoin	. . . .	de chaque 1 scrup.
—— de soufre	. . . .	
Ipécacuanha en poudre	. . . . . .	6 grains.

Mêlez et incorporez.

La dose est d'une cuillerée à café trois ou quatre fois par jour. On boit par-dessus chaque dose une tasse de thé.

Cette marmelade est extrêmement efficace dans les catarrhes chroniques des vieillards, lorsqu'il faut stimuler les membranes muqueuses et faciliter l'expectoration.

MARMELADE PURGATIVE.

Prenez Manne en larmes	. . . .	de chaque 2 onces.
Huile d'amandes douces	. . . .	
Sel de tartre (carbonate de potasse)	. . . .	de chaque 1 gros.
Gomme gutte	. . . .	

Mêlez et incorporez.

On prend une cuillerée à café de cette marmelade à sept et à neuf heures du matin.

On boit par-dessus chaque dose une verrée de petit-lait clarifié ou une écuellée de bouillon de veau. Ce remède purge beaucoup, à cette dose, sans fatiguer l'estomac et sans donner lieu à des coliques. L'âcreté de la gomme gutte est doublement atténuée, et par sa combinaison avec le carbonate de potasse, et par son mélange avec la manne. Robert, dans son Traité des principaux objets de médecine, t. II, p. 365, avoit déjà remarqué que la gomme gutte agit plus doucement quand elle est combinée avec la manne. « Des médecins, dit-il, emploient » la gomme gutte jusqu'à vingt-cinq grains, » sans aucun inconvénient, pourvu qu'on » ait soin de la bien incorporer dans une » dissolution de manne. »

MÉLANGE CONTRE LA BLENORRHAGIE (1).

Prenez Extrait de bourrache	} de chaque	
——— de buglosse	} 1 once.	
——— de réglisse	} de chaque	
——— de chiendent	} 2 gros.	

Mêlez bien exactement.

On en délaye gros comme une grosse

(1) Journal de médecine de Roux. Avril 1775.

noisette dans trois demi-setiers d'eau qu'on boit le matin à jeun par petits verres. On en délaye autant dans chopine d'eau que l'on consomme le soir, avant souper, par petits verres aussi. J'ai souvent employé ce remède, et avec un succès assez remarquable, pour en conserver ici la formule. L'extrait de bourrache figure dans quelques recettes pour arrêter les écoulemens blenorrhagiques. Voy. dans le Dictionnaire de santé la formule d'un opiat astringent à l'article *chaude-pisse*. Le fameux remède de Mittié contre la vérole, n'est peut-être qu'une combinaison d'extraits végétaux analogue à celle qui a été indiquée ci-dessus.

MÉLANGE CONTRE L'ÉPILEPSIE (1).

Prenez Suc exprimé de caille-lait ou gaillet blanc des marais (*gallium mollugo L.*), 6 onces.
Vin blanc vieux . . . . 1 à 2 onces.
Mêlez.

On prend cette dose à la fois tous les matins à jeun. C'est le fameux remède de Jourdan, recteur de l'hôpital de Tain en Dauphiné. Je n'ai jamais employé ce remède;

(1) Voy. un mémoire de M. Villemet, couronné à Paris par l'Académie des sciences, en 1790. Recueil des mémoires des savans étrangers.

mais j'ai vu des personnes qui l'avoient pris avec succès à Tain même, sous les yeux de l'inventeur. Je n'ai jamais pu savoir au juste quelle médication il produisoit; les personnes que j'ai été dans le cas d'interroger à cet égard, n'avoient pu s'examiner avec assez d'intelligence. M. Jourdan fils, étant venu me consulter à Lyon, dans l'été de l'année 1810, pour une affection hypocondriaque, je pris la liberté de lui faire quelques questions sur la manière dont son remède opéroit, et ma curiosité n'obtint aucune réponse satisfaisante.

MÉLANGE D'ANTOINE PETIT

CONTRE L'HYDROPISIE DE POITRINE (1).

Prenez	Suc dépuré de cerfeuil	8 onces.
	Sirop de polygala de Virginie préparé au vin blanc	de chaque 1 once.
	—— scillitique	
	Cantharides en poudre, depuis demi-grain jusqu'à un grain.	

Mêlez.

On consomme ce mélange par cuillerées à bouche dans les vingt-quatre heures. On en seconde l'effet par la boisson d'une simple infusion de réglisse. Il détermine souvent,

(1) Journal de médecine par Roux, 1774.

dès le premier jour, d'abondantes urines qui soulagent considérablement le malade. Je substitue ordinairement aux cantharides en poudre la teinture de cantharides, depuis quatre gouttes jusqu'à douze et même vingt-quatre.

MÉTHODE ANGLAISE

CONTRE L'HYDROCÉPHALE AIGUE DES ENFANS.

Prenez Calomel . . . . 1 gros.
Sucre en poudre. . . . . 4 gros.

Mêlez bien exactement pour une poudre à partager en trente-six doses égales.

On donne une de ces doses toutes les heures, ou seulement toutes les deux ou trois heures, dans une cuillerée à bouche de l'émulsion avec l'huile de ricin indiquée dans ce formulaire. On prépare l'effet purgatif qu'on cherche à obtenir par l'emploi de ce remède, en administrant de suite un lavement purgatif. Cette méthode consiste à produire des selles verdâtres, abondantes, que je ne saurois mieux comparer qu'à des sucs d'herbes liés avec des jaunes d'œufs. Lorsque ces évacuations alvines ont lieu, et se succèdent rapidement, on peut espérer la guérison de cette terrible maladie. J'ai guéri trois fois seulement l'hydrocéphale aiguë par ces moyens, et c'est assez, je pense, aux yeux de ceux qui connoissent toute la gravité du mal, pour conserver cette méthode dans ce formulaire. La dose du calomel ne sauroit être déterminée plus précisément que je n'ai fait; il est tel enfant auquel il en faut deux scrupules en vingt-quatre heures pour produire l'effet désiré, et tel autre auquel il suffit d'en donner seulement quelques grains. On ne péche jamais ici par l'excès, mais on manque souvent son but par le ménagement de la dose convenable. Ceux qui pourroient craindre la salivation, doivent être bien tranquilles à cet égard. Administré de cette manière, le calomel ne la produit jamais: quand elle arrive, c'est une preuve qu'on a été trop timide dans l'emploi de ce puissant moyen, et qu'on n'a pas saisi l'esprit de cette méthode curative. On a presque toujours à combattre, en la suivant, les préventions des pharmaciens, qui n'osent jamais donner les doses excessives de calomel qu'on leur demande, sans avoir eu une explication avec le médecin. J'en ai vu même plusieurs qui, après avoir pris connoissance des faits, se retiroient sans être convaincus, et se soumettoient à ce qu'on exigeoit d'eux, non par conviction, mais seulement par déférence. L'un des enfans que je traitai par cette méthode, et après en avoir conféré avec trois médecins distingués de cette ville, tomba, par la suite du traitement qui fut prolongé pendant plus de vingt jours, à cause de la persévérance des symptômes, dans une entérite considérable. Dès que cette phlogose fut décidée, les symptômes qui avoient lieu à l'origine des nerfs et dans le système nerveux cessèrent entièrement. Nous n'eûmes plus à traiter que l'entérite, maladie dont l'art obtient une meilleure composition que de l'hydrocéphale, surtout lorsque cette inflammation est produite par l'emploi de remèdes très-actifs, et non par des causes qui agissent plus profondément sur l'économie animale. L'enfant fut plongé tous les jours, et pendant plusieurs heures chaque jour, dans des bains d'eau tiède, auxquels on ajoutoit une poignée de farine d'orge; on le nourrit uniquement de lait; on employa, je crois aussi, quelques légers opiacés en sirop ou sous forme sirupeuse; on faisoit des embrocations huileuses sur le ventre pendant la nuit, et cet enfant se rétablit parfaitement; il a même acquis, après ce traitement, un développement extraordinaire, et qui le faisoit surpasser en forces et en embonpoint les autres enfans de son âge. Si le récit que je viens de faire trouvoit des incrédules, on peut en vérifier les circonstances auprès de M. le docteur Bellefonds, demeurant à la Guillotière, l'un des médecins consultés, et qui a suivi le malade dans toutes les périodes de cette maladie et du traitement. Le second enfant étoit le fils d'un peintre - décorateur, très-connu aux Brotteaux. Le troisième étoit une petite fille de madame Charles, actrice de province, retirée du théâtre, et demeurant à Lyon, en 1816, rue Vieille-Monnoie. Si je donne ici ces détails, ou plutôt ces adresses indicatives, c'est pour faciliter à ceux qui sont sur les lieux les moyens de reconnoître eux-mêmes l'exactitude des faits auxquels ils se rapportent.

MÉTHODE ANTISYPHILITIQUE
DE DESAULT, MÉDECIN DE BORDEAUX (1).

On frotte tous les deux soirs, avant de se coucher, la partie interne de l'une ou l'autre cuisse, avec deux gros d'onguent mercuriel fait au double. Le lendemain, on donne un purgatif; et s'il n'a pas déterminé d'abondantes évacuations intestinales, on fait prendre un lavement purgatif dans la soirée. Il arrive quelquefois que la nature contracte tellement l'habitude des évacuations alvines, que le lendemain de la friction, l'effet purgatif a lieu sans le secours d'une purgation. Je ne connois pas de méthode plus prompte, plus efficace et plus sûre contre les chancres vénériens de l'arrière-bouche. Quarante ou cinquante jours de traitement suffisent pour ces maux les plus invétérés. Le succès tient surtout à ce que les selles soient abondantes, et il faut les déterminer si ce n'est par la purgation, au moins par le lavement purgatif qui y supplée.

(1) Dissert. sur les maux vénériens. *Paris*, 1740.

MÉTHODE

CONTRE LA COLIQUE DES PEINTRES, OU COLIQUE MÉTALLIQUE.

Prenez Huile de ricin . . . . de 2 à 3 onces.
Jaune d'œuf . . . . n.° 1.
Sirop de guimauve . . . . 1 once.

Broyez ensemble toutes ces substances, et versez dessus peu à peu

Eau commune . . . . 8 onces.
Eau de cannelle orgée . . . . 2 gros.

On prend cette émulsion tous les matins à jeun en trois ou quatre doses. On en aide l'effet purgatif, en buvant quelques tasses d'un thé léger.

Le soir, on prend une pilule d'extrait gommeux d'opium du poids d'un grain. On augmente peu à peu cette dose jusqu'à ce que le malade prenne une pilule de trois grains à la fois.

C'est par cette méthode, qui est une combinaison de celle qu'employoit de Haën, à Vienne en Autriche, et de la méthode qu'on suit à l'hôpital de la Charité de Paris, que je suis parvenu à dissiper en vingt-cinq jours, et quelquefois même beaucoup plutôt, ces affreuses coliques. Dans la convalescence, j'engage les malades à faire un grand usage de rôties de pain sur lesquelles on étend une couche épaisse de beurre frais, suivant la pratique de de Haën. Je ne connois pas de traitement plus sûr contre cette colique que la combinaison de l'opium ou des substances opiacées avec ce purgatif huileux. Au mois de janvier 1816, je fus appelé pour donner des soins à M. P*, négociant-épicier de cette ville, demeurant paroisse St-Pierre, à son épouse et à un de leurs enfans, qui éprouvoient d'atroces coliques, dues à l'imprudent usage qu'ils avoient fait depuis le mois de novembre 1815, d'un vin factice composé avec les sorbes. Les symptômes étoient absolument les mêmes que ceux de la colique végétale de Madrid, décrite par les médecins français à l'armée d'Espagne, ou que ceux de la colique métallique. Je n'employai pour ces trois individus que l'huile de ricin, le matin, et l'opium le soir. Le mari fut guéri le dix-septième jour; la femme, qui étoit beaucoup plus malade, n'entra en convalescence qu'au trente-quatrième jour.

MÉTHODE

CONTRE LES HÉMORRAGIES NASALES EXCESSIVES.

On donne d'abord le purgatif suivant :

Prenez Sel de Glauber (sulfate de soude) , 4 gros.
Manne. . . . . 2 onces.

Pour une verrée d'eau. A prendre de suite.

En même temps , on engage le malade à retirer par le nez un peu d'eau-de-vie mêlée d'eau, et même de l'eau-de-vie pure dans les cas graves. Si le malade répugne à ce moyen, on introduit dans les narines, à l'endroit où l'os s'unit au cartilage , siége ordinaire de la maladie, comme Morgagni l'a reconnu par un grand nombre d'autopsies cadavériques, des tampons de charpie trempés dans de l'alcool à 15 degrés.

J'ai guéri par cette méthode extrêmement simple , un très-grand nombre de malades que cette hémorragie avoit mis dans un péril extrême. Pendant sept ans d'exercice, comme médecin dans la campagne de Lyon, j'ai eu l'occasion d'employer cette méthode durant les moissons un très-grand nombre de fois, et je ne me rappelle qu'un seul malade qui ait succombé. Le tampon est quelquefois inutile. Il est dans tous les cas bien moins utile que le purgatif.

MÉTHODE CURATIVE
DE LA DANSE DE SAINT-GUY.

On plonge tous les jours l'enfant dans un grand bain froid, et la durée de l'immersion est de quelques minutes seulement si l'enfant ne se réchauffe pas dans l'eau, ou d'un quart-d'heure, et même de demi-heure, si la chaleur renaît facilement après la première impression du froid.

On lui donne tous les jours l'infusion suivante :

Prenez Marjolaine fraîche (*origanum majdrana* L.) . . . . 1 forte pincée.

Versez dessus une chopine d'eau bouillante ; laissez infuser ; coulez.

On donne cette infusion à l'enfant tous les jours en quatre tasses. On édulcore chaque tasse avec une cuillerée à café de sirop de fleurs d'orange.

On engraisse le creux de l'estomac tous les soirs et tous les matins, avec une cuillerée à café d'eau distillée de marjolaine, ou avec quelques gouttes d'huile essentielle de cette plante. On place l'enfant à la campagne, et surtout dans les lieux élevés.

Je n'ai pas encore vu une danse de St-Guy

qui ait résisté plus de trois semaines à ce traitement, que je tiens du docteur Petetin, célèbre médecin de cette ville, mort il y a onze ou douze ans, qui le tenoit lui-même d'un fameux empirique, dont il avoit cru dans une maladie rebelle de cette espèce ne pas devoir mépriser l'avis.

MÉTHODE DE CHARLES LE POIX POUR PRÉVENIR LES ÉPANCHEMENS SÉREUX DE LA TÊTE (1).

Cette méthode consiste à donner au malade des toniques antispasmodiques, dont on interrompt l'usage tous les quatre jours, pour placer un purgatif. Voici les formules que j'ai adoptées pour mettre en pratique le principe de thérapeutique établi par cet habile médecin.

Prenez Quinquina concassé . . . . 4 gros.
Racine de valériane sauvage . . . 2 gros.
Feuilles d'oranger . . . . 1 pincée.
Caille-lait blanc frais . . . . 1 poignée.

Versez dessus chopine d'eau bouillante ; laissez infuser toute la nuit, hors du feu ; coulez le lendemain matin.

On prend cette boisson tous les jours en

(1) *De morbis à colluvie serosa.*

trois verrées, une le matin, à midi et le soir.

Le purgatif que l'on donne tous les quatre jours, est ainsi composé :

Prenez Sené mondé, depuis 4 gros jusqu'à 1 once.
Un citron coupé par tranches.
Manne grasse . . . . 2 onces.
Eau bouillante . . . . 1 verrée.

L'on continue ainsi pendant cinq ou six semaines. Lorsqu'on n'est point pressé par l'urgence du mal, on ne purge que tous les huit ou dix jours, et l'on prolonge le traitement pendant deux ou trois mois. Cette méthode est efficace pour prévenir l'hydrocéphale aiguë des enfans ; et dans ce cas, on réduit les doses des formules ci-dessus pour les adapter à leur âge et à leur constitution. Elle prévient les épanchemens séreux dans les ventricules, dont une foule d'individus sont menacés à divers âges. Charles le Poix conserva par ce moyen une famille entière, dont tous les individus périssoient à un certain âge, avec des épanchemens de cette nature dans l'intérieur de la tête. Cette méthode mériteroit d'être conservée, n'eût-elle en sa faveur que cette observation intéressante.

MÉTHODE DE DE HAEN

CONTRE LE CALCUL DE LA VESSIE (1).

On prend le matin à jeun trois ou quatre cuillerées à bouche d'eau de chaux dans un verre de lait. On réitère cette dose, et de la même manière, dans la soirée. Une ou deux heures avant le dîner, on avale trois ou quatre pilules de savon blanc, de quatre grains chacune. En se mettant au lit, on prend depuis deux gros jusqu'à une once de sirop de pavot blanc pur, ou dans un véhicule approprié, comme une forte infusion de capillaire de Montpellier. On continue long-temps de la sorte, en augmentant peu à peu la dose du savon et de l'eau de chaux. Dans certains cas graves, de Haën faisoit encore injecter dans la vessie, au moyen d'une algalie, de l'eau de chaux étendue d'eau. Il a obtenu d'incroyables effets de cette méthode, et je puis les confirmer par ma pratique. Je n'en connois pas de plus efficace contre les maladies calculeuses, les graviers, et même les catarrhes chroniques vésicaux qui désolent tant de vieillards. Je n'ai jamais, et dans

(1) *Rat. Med.* P. II et III.

aucun cas, employé les injections dans la vessie, recommandées quelquefois par de Haën; mais j'ai souvent fait concourir avec les remèdes qu'il employoit des bains de siége prolongés, dans l'eau desquelles on jetoit une ou deux poignées de farine d'orge. De Haën a souvent réussi par cette méthode à supprimer entièrement les douleurs des calculeux, et à les faire vivre pendant de longues années, sans les assujettir à un régime minutieux, quoique leurs calculs n'eussent subi aucun changement par son emploi. On sait que dans les lésions organiques, c'est déjà beaucoup que de réduire la maladie à sa plus simple expression, en détruisant tous les élémens accessoires qui la compliquent. Il paroît que Robert With avoit connoissance de cette méthode avant de Haën et l'employoit avec succès. Elle seroit plus exactement désignée sous son nom que sous celui du professeur de Vienne.

MÉTHODE DE DE HAEN

CONTRE LES ANÉVRISMES INTERNES (1).

La boisson est du petit-lait nitré et acidulé avec la crême de tartre (tartrate acidule de potasse).

Tous les soirs en se couchant , le malade prend la sixième partie, c'est-à-dire , une once environ de l'électuaire suivant :

Prenez	Pulpe de tamarin	de chaque 2 onces.
	Rob de sureau	
	Sirop de diacode	
	Laudanum liquide . . . 1 gros (60 gouttes).	

Mêlez et incorporez.

On le purge tous les quatre jours avec demi-gros d'électuaire d'Hiéra-Picra.

Telle étoit la méthode de de Haën pour soulager les malades atteints de ces dilatations mortelles.

MÉTHODE D'HOFFMANN

CONTRE LES SUPPURATIONS INTERNES (2).

Le malade prend tous les matins à jeun une petite bouteille (environ 20 onces) d'eau de Spa , par petits verres d'heure en heure, ayant soin de couper chaque verre avec partie égale de lait.

---

(1) *Ratio medendi* , pars V , cap. VI.

(2) Baldinger , *de optima medicament. mixt.* et Quarin. *animadv. in morb. chron. de phthisi.*

Dans le milieu du jour et le soir, on lui donne chaque fois une des doses suivantes dans une tasse d'eau sucrée :

Prenez Sucre de lait . . . . . 1 once et demie.
Extrait aqueux de myrrhe, depuis 2 gros jusqu'à 4 gros.

Mêlez bien exactement pour une poudre à partager en vingt-quatre doses égales.

MÉTHODE DE SCHRAUD

CONTRE LES FIÈVRES INTERMITTENTES (1).

Prenez	Tartre soluble (tartrite de potasse)	de chaque 2 scrup.
	Rhubarbe en poudre	

Mêlez bien exactement pour une poudre à partager en quatre doses égales.

On prend cette poudre pendant l'accès de la fièvre. On en prend une dose tous les quarts-d'heure ou toutes les demi-heures dans un peu d'eau, en commençant dès que la période de la chaleur est établie. On continue ainsi pendant les accès suivans. D'abondantes évacuations alvines ont lieu. L'effet de cette méthode perturbatrice est le plus souvent de supprimer la fièvre. D'autres

(1) *De febribus periodum habentibus*. F. Schraud, *med. prof. pest.* Vindobonæ, 1797, petit in-12.

fois, elle en modère les accès à tel point, que les infusions amères, ou de légères doses de quinquina, placées dans les jours d'apyrexie, suffisent ensuite pour la dissiper entièrement. Il ne paroît point que Schraud fût l'inventeur de cette méthode; il en devoit la connoissance à Jean Hunter, qui, dans ses Observations sur les maladies de la Jamaïque, rapporte qu'il employoit un purgatif dans la période de la chaleur d'une fièvre rémittente très-meurtrière, régnant parmi les soldats de la garnison. Par ce remède, il réduisoit la fièvre rémittente à une intermittente simple, et guérissoit ensuite celle-ci par le quinquina. La formule suivante est celle qu'employoit Hunter :

Prenez Tartre soluble (tartrite de potasse), 1 once.
Eau commune . . . . 16 onces.
Huile essentielle de menthe . . . . 2 gouttes.
Mêlez.

On en prend quatre cuillerées à bouche toutes les demi-heures. C'étoit pour éviter le vomissement, si facile à exciter dans cette espèce de fièvre, que Hunter ordonnoit pour chaque dose une petite quantité de cette solution. La méthode de Schraud, qui seroit mieux nommée méthode de Hunter, a joui d'une si grande célébrité en Allemagne, que son ouvrage a eu plusieurs éditions, imprimées aux frais du gouvernement et distribuées dans les ambulances militaires autrichiennes.

MÉTHODE DE STUTZ,

MÉDECIN A GMUND EN SOUABE, CONTRE LE TÉTANOS TRAUMATIQUE.

On donne au malade toutes les heures une cuillerée à bouche de la potion suivante :

Prenez Sel de tartre (carbonate de
 potasse) . . . . . depuis 1 jusqu'à 2 gros.
 Sirop de guimauve . . . . 2 onces.
 Eau commune . . . . 6 onces.

Mêlez.

On lui fait prendre, immédiatement après cette cuillerée, ou seulement un quart-d'heure après, une cuillerée de la potion suivante :

Prenez Eau commune . . . . 6 onces.
 Laudanum liquide (vin d'opium composé),
 depuis 2 gros jusqu'à 4.
 Sirop de guimauve . . . . 2 onces.

Mêlez.

En même temps, on le fait plonger tous les jours, pendant plusieurs heures, dans un bain entier, ou seulement dans un demi-bain chaud, préparé avec la lessive de cendre ordinaire, animée par une once ou deux de pierre à cautère (potasse caustique).

Si j'ai rapporté ici cette méthode, c'est parce qu'elle est omise dans la plupart des formulaires, et que les ouvrages où elle est indiquée l'exposent imparfaitement. Elle est très-usitée en France; cependant on ne s'y conforme point aux prescriptions de l'inventeur, et, par exemple, on se passe du bain alkalin, qui est cependant une partie importante du traitement. Je n'ai jamais eu l'occasion de l'employer; mais il est à ma connoissance que depuis l'année 1800, où elle commença d'être connue en France, plusieurs chirurgiens-majors de l'Hôtel-Dieu de Lyon l'ont mise en usage avec succès. Les premiers essais de Stutz parurent dans la Gazette medico-chirurgicale d'Hartenkeil, à Salzbourg, en janvier 1799.

Stutz employoit l'opium pur, trituré avec du sucre. Il est plus facile d'employer l'opium à l'état liquide comme il l'est dans le laudanum liquide de Sydenham. Il est facile d'en calculer la dose, en estimant,

d'après

d'après Murray, qu'un quart de gros de ce vin contient un grain d'opium.

MÉTHODE DE WERLHOF
CONTRE LA MÉLANCOLIE ET LES AFFECTIONS MÉLANCOLIQUES (1).

Prenez Mercure doux (muriate mercuriel doux) . . . . 10 grains.
Aloës . . . . } de chaque
Camphre . . . . } 5 grains.

Mêlez et incorporez pour former une masse que vous diviserez en dix pilules.

On prend ces dix pilules à la fois tous les cinq jours, le soir en se couchant. On boit, immédiatement après, un grand verre d'orgeat, ou de bouillon de veau.

Tous les matins à jeun, on prend quatre grands verres d'eau de Spa (environ une pinte). On blanchit chaque verre avec un peu de lait.

On boit le reste du jour quelques verres d'une infusion de mourron (anagallis) en forme de thé, et sucrée convenablement.

Régime végétal. Exercice à cheval ou en voiture.

---

(1) *Op. omn.* Hanoveræ, 1775. P. II, pag. 693.

MÉTHODE DE WERLHOF

CONTRE LES CATARRHES PULMONAIRES CHRONIQUES (1).

Le malade prend vingt gouttes de baume de Copahu mêlées avec du sucre en poudre le matin à jeun ; il en prend autant et de la même manière le soir.

Il boit pour tisane la décoction suivante :

Prenez une once de tiges de douce-amère écrasées ; faites cuire dans une pinte et demie d'eau jusqu'à réduction d'une pinte.

Cette quantité de boisson doit être consommée dans le jour. On édulcore chaque verre avec du sirop de capillaire, ou de mou de veau, ou de guimauve.

Le malade se nourrit uniquement de lait et de laitages frais.

MIXTURE ALKALINE

DES FORMULAIRES ANGLAIS ET ALLEMANDS.

Prenez Jaune d'œufs frais . . . . n.° 4.

Broyez-les en versant dessus peu à peu une chopine d'eau bouillante ; ajoutez ensuite

Huile de tartre par défaillance, depuis 10 gouttes jusqu'à 1 scrupule.

On prend cette mixture par cuillerées à

(1) *Opera omnia*. Hanoveræ, 1775. P. II, p. 796. Voy. la note (1) de Wichmann.

bouche tous les quarts-d'heure, et même à des doses plus rapprochées lorsque le cas est urgent. Les médecins anglais et allemands ordonnent souvent cette mixture dans les cas d'empoisonnement par le sublimé corrosif (muriate suroxidé de mercure). On trouve une formule presque semblable pour une femme de quarante ans qui s'étoit empoisonnée avec ce sel mercuriel à la suite de chagrins domestiques, dans la thèse du célèbre poète et médecin anglais Marc Akenside. *De Dyssenteria commentarius.* Londini, 1764, in-8.°, pag. 43 et 44.

MIXTURE ANALEPTIQUE DE LEWIS.

Prenez Crême de lait . . . . . . 6 onces.
Jaunes d'œufs frais . . . 2.
Sucre . . . . 4 gros ou 1 once.
Eau de cannelle orgée . . 6 gros.

Broyez ensemble ces substances jusqu'à ce qu'elles forment une mixture épaisse et bien liée.

J'emploie souvent cette mixture dans la langueur qui suit l'abus des femmes ou la masturbation. Elle répare les forces épuisées. On la consomme par cuillerées à bouche dans les vingt-quatre heures. Lorsque l'estomac a besoin en même temps d'être doucement stimulé, je fais délayer chaque cuillerée dans une tasse à café d'une infusion légère de melisse, ou de menthe poivrée, ou de tilleul, ou de feuilles d'oranger.

MIXTURE ANTISYPHILITIQUE.

Prenez Panacée mercurielle (muriate de mercure doux) . . . . 2 gros.
Opium purifié . . . . 12 grains.
Conserve de roses . . . . 4 onces.

Mêlez et incorporez bien exactement.

On en prend tous les matins à sept heures gros comme la moitié d'une noisette, et l'on boit, immédiatement après, une grande écuellée d'une décoction concentrée de bois de gayac bien chaude. On demeure au lit jusqu'à onze heures ou midi. Le soir, on prend un grand bain tiède. Lorsque la quantité de mixture déterminée dans la formule ci-dessus a été consommée, il est rare que la vérole la plus rebelle ne soit pas guérie. On désaltère le malade, s'il a soif, avec du sirop d'orgeat étendu d'eau. Il est bon de prévenir que ce remède dispose éminemment à la salivation. On prévient cet accident en purgeant le malade tous les cinq ou six jours.

MIXTURE ANTISYPHILITIQUE DE DE HAEN (1).

Prenez Sublimé corrosif (muriate suroxidé de mercure) . . . . 3 grains.

Pilez-le dans un mortier de marbre, et réduisez-le en une poudre très-fine à laquelle vous ajouterez, en remuant toujours,

Rob de sureau . . . . 6 onces.
Extrait de gratiole . . . . 2 gros.
——— d'aconit. . . . . 1 gros.

Mêlez bien exactement.

La dose est d'une cuillerée à café deux ou trois fois par jour. On boit par-dessus chaque dose une grande verrée d'infusion de fleurs de mauve emmiellée, ou une écuellée de bouillon de veau. On augmente par la suite la dose de l'extrait de gratiole, et on le porte jusqu'à demi-once.

Cette composition est utile contre les véroles chroniques et dégénérées, quoique le sublimé soit décomposé par ce mélange. Il en résulte une substance hybride qui n'est cependant pas sans vertu.

---

(1) Haenii, *Prælectiones*. Tom. II, p. 246.

MIXTURE

CONTRE LA DYSSENTERIE CHRONIQUE.

Prenez		
Prenez	Eau de plantain	de chaque 2 onces.
	—— de roses	
	Huile d'amandes douces.	
	Sirop de grenade	

Mêlez.

On prend une cuillerée de cette mixture toutes les heures ou toutes les deux heures. On consomme, dans les vingt-quatre heures, la quantité formulée ci-dessus.

MIXTURE CONTRE LES APHTHES.

Prenez		
Prenez	Crême de lait	de chaque 1 once.
	Eau distillée de roses	
	Jaune d'œuf frais	n.° 1.
	Sirop de pavot blanc	4 gros.

Mêlez et incorporez bien exactement.

On prend de temps en temps une cuillerée de cette mixture, de manière à consommer dans les vingt-quatre heures la quantité ci-dessus formulée.

MIXTURE
CONTRE LES CALCULS BILIAIRES.

Prenez Jaune d'œuf frais . . . . n.° 1.

Délayez dans six onces d'eau, et ajoutez

Sucre . . . . 1 once.

Liq. anodine minérale d'Hoffmann (alcool éthéré), depuis 1 scrupule jusqu'à 2.

A prendre le matin à jeun en une seule dose. Pendant le jour, on fait boire au malade de l'eau fortement emmiellée. De Haën recommande le miel pris abondamment et long-temps, comme un puissant moyen de résoudre les affections organiques commençantes des viscères abdominaux. (*Copiosissimus, idemque pertinax mellis usus*). *Rat. med.*, pag. 6. Telle est la méthode que j'emploie, et avec le plus grand succès, contre les calculs biliaires, et je la crois préférable à celle de Durande, qui dégoûte bientôt les malades. Quelques-uns n'ont besoin d'en user que pendant quinze jours; il faut pour d'autres prolonger le traitement pendant plus de trois mois.

MIXTURE

CONTRE LES COLIQUES QUI COMPLIQUENT LE TRAVAIL DE L'ACCOUCHEMENT OU QUI LE SUIVENT (1).

Prenez Huile d'amandes douces . . . . . . 2 onces.
Eau de cannelle orgée . . . . . } de chaque
—— de fleurs d'orange . . . . . } 1 once.
—— de menthe poivrée . . . . . . 4 gros.

Mêlez.

La dose est d'une cuillerée à bouche tous les quarts-d'heure, toutes les demi-heures, ou toutes les heures, selon le besoin, ayant soin d'agiter le mélange chaque fois.

MIXTURE

CONTRE LES FLUEURS BLANCHES.

Prenez Conserve de roses rouges . . . . . 2 onces.
———— de romarin . . . . . . } de chaque
———— d'aunée . . . . } 1 once.
Sirop de Karabé . . . . }

Mêlez bien exactement.

La dose est d'une cuillerée à café le matin, à midi et le soir. Cette mixture soulage singulièrement les femmes qui éprouvent des flueurs blanches invétérées, entretenues par l'atonie des organes sexuels.

(1) *Louise Bourgeois*, Observations diverses sur la stérilité. *Paris*, 1609, in-12.

MIXTURE DE BARTHEZ

CONTRE LA CARDIALGIE SPASMODIQUE (1).

Prenez Eau de cannelle simple . . . . 6 onces.
Laudanum liquide (vin d'opium composé) . . . . 2 scrupules.
Mêlez.

Une cuillerée à bouche une heure avant le dîner et autant une heure avant le souper.

MIXTURE DE BOERHAAVE

CONTRE LES APHTHES ET LES ENGORGEMENS DES GENCIVES (2).

Prenez Crême de lait . . . . }
Blanc d'œuf. . . . . } de chaque 1 once.
Sirop violat . . . . }
Eau de roses. . . . . 3 onces.
Mêlez.

On enduit les gencives avec cette mixture ; on la garde quelque temps dans la bouche, et on l'avale peu à peu.

---

(1) Consultations. Tom. 1, p. 45, éd. de *Marie St-Ursin*.
(2) Matière médicale.

MIXTURE DE BOERHAAVE

CONTRE LES EMPATEMENS DES ORGANES ABDOMINAUX (1).

Prenez Oximel scillitique . . . . 4 onces.
Sel polychreste (tartrite de potasse et de soude) . . . . demi-once.
Tartre vitriolé (sulfate de potasse), 2 gros.
Infusion de feuilles de chicorée amère . . . . 1 livre.

Mêlez.

Une cuillerée à bouche à sept, à huit, à neuf et à dix heures du matin. Immédiatement après chaque dose, une verrée d'eau de Spa, ou de petit-lait, ou de décoction de salsepareille, ou de saponaire emmiellée. L'eau de Vals seroit peut-être plus convenable encore que l'eau de Spa.

MIXTURE DE DE HAEN

CONTRE LA TOUX CONVULSIVE, LA COQUELUCHE, etc. (2).

Prenez Sirop de guimauve . . . . 2 onces.
—— de diacode . . . . 1 once.
Salep en poudre. . . . . } de chaque
Sucre de lait . . . . } 2 gros.

Mêlez et incorporez.

La dose pour un adulte est d'une cuille-

---

(1) Van-Swieten, *Const. epidem. ann.* 1729, p. 65. Coloniæ Allobrogum, 1783.

(2) *Opuscula quædam inedita.* P. II, p. 184, in-8.° Vindobonæ, 1795.

rée à café quatre fois au moins par jour. On boit après chaque dose une tasse d'infusion de fleurs de sureau sucrée convenablement et coupée avec du lait.

MIXTURE DE DE HAEN
CONTRE L'ÉPILEPSIE (1).

Prenez		
Esprit de sel ammoniac (carbonate d'ammoniaque)		de chaque 5 gros.
Teinture de castoréum		
——— de succin		
——— d'assa-fœtida		

Mêlez.

On prend soixante gouttes, environ une cuillerée à café médiocrement pleine, de cette mixture, dans un verre d'eau et de vin, le matin, à midi et le soir. Une malade que de Haën traitoit de l'épilepsie avec Van-Swieten, se garantit de son mal pendant dix ans, en faisant usage du remède ci-dessus, toutes les fois que quelque symptôme l'avertissoit du prochain retour des accès.

---

(1) *Rat. med.* P. V, p. 118.

MIXTURE DE DE HAEN

CONTRE LES AIGREURS OU RAPPORTS ACIDES (1).

Prenez Vin du Rhin . . . . 6 onces.
Yeux d'écrevisses . . . . 2 gros.
Racine de zédoire en poudre . . . demi-gros.
Mêlez.

La dose est d'une cuillerée toutes les deux heures. J'ai souvent employé avec succès cette formule contre les rapports aigres auxquels sont sujets les goutteux et les individus atteints de rhumatisme. J'y ajoute ordinairement huit ou dix gouttes de laudanum liquide de Sydenham (vin d'opium composé), lorsque rien d'ailleurs ne contre indique l'emploi d'un hypnotique.

MIXTURE DE DE HAEN

CONTRE LES APHTHES DE L'ARRIÈRE-BOUCHE, LA SÉCHERESSE DU GOSIER ET L'ENROUEMENT DES PHTHISIQUES (2).

Prenez Mucilage de semences de coing . . 1 once.
Jaunes d'œufs frais . . . . n.° 2.
Miel rosat . . . . 3 onces.
Mêlez et incorporez.

La dose est d'une cuillerée à café quatre, cinq ou six fois par jour. Par-dessus chaque

---

(1) *Opuscula quædam inedita. Pars prima*, *p.* 336. Vildobonæ. 1795, in-8.°

(2) *Op. cit.* T. II, pag. 73.

dose, on boit une tasse d'une forte infusion de fleurs de mauve sucrée convenablement.

MIXTURE DE KOEMPF

CONTRE LA DIARRHHÉE AVEC EXFOLIATION DE LA MUQUEUSE INTESTINALE (1).

Prenez Cire jaune . . . . 1 gros.
Gomme arabique. . . . . 2 gros.

Triturez ensemble après avoir versé dessus un peu d'eau. Ajoutez ensuite

Baume du Pérou. . . . . 10 gouttes.
Sirop de pavot blanc. . . . . . . 1 once.

On prend cette mixture en quatre doses dans les vingt-quatre heures. On boit, après chaque dose, une verrée d'eau de mauve, ou de guimauve, ou de tisane de poulet, ou d'infusion de fleurs de bouillon blanc.

---

(1) *Enchiridium med.* Ed Kortum. *Cœliacus fluxus.*

MIXTURE DE KOEMPF

CONTRE LES RAPPORTS NIDOREUX (1).

Prenez Crême de tartre (tartrate acidule de potasse) . . . . 4 gros.
Sucre en poudre . . . . 1 once.
Panure très-fine, ou gomme arabique, ou salep . . . . 1 once.
Sirop de roses pâles, quantité suffisante pour donner la consistance d'électuaire. On acidule avec quelques gouttes d'acide sulfurique affoibli.

La dose est d'une cuillerée à café deux fois par jour. On boit par-dessus chaque dose un bouillon d'oseille ou un verre de limonade. On observe en même temps un régime presque tout végétal.

MIXTURE DE MORGAGNI

CONTRE LES HÉMORRAGIES EXCESSIVES, CAUSÉES PAR LA DISSOLUTION DU SANG (2).

Prenez vingt-cinq escargots de vigne; après les avoir bien lavés dans l'eau chaude, pilez-les dans un mortier avec leurs coquilles, et exprimez-en le suc que vous mêlerez avec partie égale de sirop de violettes.

On prend une ou deux cuillerées à bouche de cette mixture dans une verrée de

(1) *Enchiridium medicum.* Juxta edit Kortum. *Abd. morbi.*

(2) *De sed. et causis.* Ep. 47, 7.

bouillon de tortue ou d'écrevisses, le matin, à midi et le soir. Rien de plus efficace que cette composition dans toutes les affections de nature scorbutique. Je ne la donne point ici telle que Morgagni l'employoit, mais avec une légère modification que je lui ai fait subir en l'adoptant dans ma pratique. Morgagni paroît faire un très-grand cas de ce remède; il le tenoit d'un célèbre chimiste vénitien, Zanichelli, qui le lui communiqua à cette seule condition qu'il n'en feroit part à personne de son vivant. L'illustre professeur de Padoue tint parole; mais à la mort de Zanichelli, il n'eut rien de plus pressé que de publier un remède qui pouvoit être utile à l'humanité, et dont il avoit maintes fois éprouvé les heureux effets.

MIXTURE DE MUTZEL

CONTRE L'HYPOCONDIE (1)

Prenez Tartre tartarisé (tartrate de potasse), 1 once.
Miel de Narbonne. . . . . 4 onces.

Mêlez et incorporez bien exactement. Il est convenable d'aromatiser avec quelques gouttes d'essence d'anis.

On prend une cuillerée à café de cette

(1) Baldinger, *De opt. med. mixtione.*

mixture à sept, à huit et à neuf heures du matin. On boit, immédiatement après chaque dose, ou cuillerée à café, un verre de petit-lait clarifié, ou une écuellée de bouillon de veau. Cette composition est en grande réputation dans le Nord pour dégorger doucement le système du sang noir abdominal.

MIXTURE DE RUEF
CONTRE LA CARDIALGIE SPASMODIQUE ET FLATULENTE(1).

Prenez	Liq. anod. (min. alcool éthéré), Teinture de castoréum	de chaque 2 gros.
	Eau de cannelle orgée	2 onces.
	Sirop de guimauve	6 onces.

Mêlez.

La dose est d'une cuillerée à bouche trois ou quatre fois par jour; on délaye chaque dose dans une verrée d'infusion de mélisse, ou de fleurs de tilleul, ou de fleurs de primevère convenablement sucrée.

MIXTURE DE STOERCK CONTRE L'ASTHME (2).

Prenez	Pulpe de pruneaux . . . . Rob de sureau . . . . Sirop de coquelicot	de chaque 2 onces.
	Sel de nitre (nitrate de potasse) . .	1 gros.

Mêlez et incorporez.

La dose est d'une cuillerée à café trois

(1) *Consult. med.* Aug. Vindel. 1777, p. 2.
(2) *Præcepta clinica. De asthmate.*

ou

ou quatre fois par jour. On boit par-dessus chaque dose un verre d'une tisane légère de pouliot emmiellée.

Cette mixture favorise l'expectoration et calme la dyspnée.

MIXTURE DE VAN-SWIETEN
CONTRE L'ASTHME CONVULSIF (1).

Prenez Esprit de sel ammoniac (carbonate d'ammoniaque) . . . . 1 gros.
Eau de rhue . . . . 8 onces.
Sirop de diacode . . . . 2 onces.
Mêlez.

On donne une cuillerée à bouche de cette mixture tous les demi-quarts-d'heure pendant les paroxysmes, jusqu'à ce qu'on ait obtenu un calme parfait. J'ai appris, par une longue expérience, que cette mixture est de la plus grande efficacité dans les paroxysmes de l'asthme nerveux ou convulsif. Je substitue ordinairement l'esprit volatil de corne de cerf succiné (ammoniaque succinée) à l'esprit de sel ammoniac.

(1) Ruef, *Consult. med.* Aug Vindel. 1777, p 61.

MIXTURE DE WERLHOF

CONTRE L'ANASARQUE ET LES ENGORGEMENS DU COU QUI SUIVENT LA SCARLATINE (1).

Prenez Vinaigre scillitique . . . . 3 onces.
Huile de tartre par défaillance . . 2 gros.
Mêlez.

La dose est depuis vingt jusqu'à quarante gouttes dans un peu d'eau trois ou quatre fois par jour. Werlhof conseille aussi comme un remède très-efficace dans ces affections qui succèdent à la fièvre scarlatine, le lait de soufre, à la dose d'un scrupule ou deux, trois ou quatre fois par jour.

MIXTURE DE WERLHOF

CONTRE LES CATARRHES PULMONAIRES CHRONIQUES SIMULANT LA PHTHISIE (2).

Prenez Baume du Pérou. . . . . 2 gros.
Jaunes d'œufs frais . . . . n.° 2.
Faites fondre et ajoutez
Extrait mou de quinquina . . . . . 4 gros.
Miel rosat . . . . 6 onces.

La dose est d'une cuillerée à bouche, médiocrement pleine, deux ou trois fois par jour. On boit, après chaque dose, une

(1) *Opera omnia.* Hanoveræ, 1775. P. II, p. 731 et 732. Note de Wichmann.

(2) *Op. cit.* P. II, p. 796.

infusion béchique ou pectorale quelconque ; une tasse de thé est souvent la boisson la plus convenable à prendre par-dessus chaque dose de cette mixture.

MIXTURE DE ZIMMERMANN CONTRE LES FLATUOSITÉS DANS L'HYDROPISIE DE POITRINE (1).

Prenez Teinture aqueuse de rhubarbe . . . 6 onces.
Liq. anod. minérale d'Hoffmann
(alcool éthéré) . . . . 1 gros.
Mêlez.

Une cuillerée toutes les heures ou toutes les deux heures, ou seulement une cuillerée trois ou quatre fois par jour. Cet habile médecin employa cette composition avec le plus grand succès dans la maladie du grand Fréderic, pour soulager ce prince des éructations continuelles qui l'incommodoient.

MIXTURE DIAPHORÉTIQUE.

Prenez Safran oriental (*crocus sativus L.*), 1 gros.
Miel de Narbonne ou rob de sureau, 2 onces.
Mêlez et incorporez.

On en prend une cuillerée à café trois ou quatre fois par jour, et l'on boit par-dessus chaque dose une tasse de thé, ou d'infusion

(1) Entretiens de Fréderic, roi de Prusse, avec le docteur Zimmermann. *Paris*, petit in-8.°, 1790.

de fleurs de violettes, ou de pétales de coquelicot. Lorsqu'on emploie le rob de sureau, qui est bien préférable au miel de Narbonne, on le délaye avec un peu d'eau de fenouil, parce qu'il seroit trop consistant pour recevoir l'excipiende.

MIXTURE LAXATIVE

DANS L'EMBARRAS GASTRIQUE OU INTESTINAL.

Prenez Eau de laitue . . . . 6 onces.
Tartre vitriolé (sulfate de potasse), 2 gros.
Crême de tartre (tartrate acidule de potasse) . . . . 4 gros.
Sirop de groseille, ou de mûres, ou de limon, ou de vinaigre; ou des quatre fruits, ou d'épine-vinette . . . . 2 onces.
Mêlez.

La dose est d'une cuillerée à bouche trois ou quatre fois par jour. On boit par-dessus chaque dose un verre de limonade ou de petit lait parfaitement clarifié. Cette mixture donne lieu à une légère diarrhée qui emporte en quelques jours l'embarras gastrique. Je l'ai souvent employée dans l'été éminemment chaud de 1818, qui fut très-fécond en maladies bilieuses, et j'en ai obtenu d'heureux effets.

MIXTURE LÉGÈREMENT DIURÉTIQUE DE DE HAEN (1).

Prenez Baume du Pérou . . . . . . 1 gros et demi.
Jaunes d'œufs . . . . n.° 2.
Sirop de réglisse . . . . . . 3 onces.
Mêlez et incorporez.

La dose est d'une cuillerée à café toutes les trois heures. On peut boire par-dessus chaque dose une tasse d'infusion de semences de lin sucrée. De Haën prescrivoit cette mixture pour exciter, d'une manière douce, le flux des urines, lorsque des coliques ou d'autres symptômes d'irritation ne permettoient pas l'emploi de diurétiques plus actifs. On peut voir, dans le *Ratio medendi* de cet auteur, l'heureux effet qu'en éprouva une jeune femme après avoir subi l'opération de la paracenthèse.

MIXTURE PURGATIVE ACIDULE DE STOLL (2).

Prenez Crême de tartre (tartrate acidule de potasse) . . . . } de chaque
Sucre en poudre . . . . } 4 gros.
Sirop de groseilles . . . . . . 3 onces.
Essence d'anis. . . . . 1 gouttelette.
Mêlez et incorporez bien exactement.

On prend cette mixture le matin à jeun

(1) *Rat. med.* P. XI, cap. 4. *De vario hydrope.*
(2) *Rat med.* P. VI. Viennæ, 1789, in-8.° p. 270.

en quatre doses, une dose à sept, à huit, à neuf et à dix heures. On boit par-dessus chaque dose un verre de limonade, ou une grande tasse de bouillon de veau, dans lequel on a fait cuire une poignée de feuilles d'oseille.

Stoll conseille beaucoup ce purgatif dans les fièvres bilieuses, soit qu'on ait fait précéder le vomitif, soit qu'on s'en soit abstenu.

MIXTURE PURGATIVE DE BOERHAAVE POUR DÉBARRASSER DU MÉCONIUM LES ENFANS NOUVEAU-NÉS (1).

Prenez Pulpe de casse . . . . 1 scrupule.
Rhubarbe . . . . 2 grains.

Incorporez avec quantité suffisante de sirop de fleurs de pêcher.

On prend un peu de cette mixture au bout du doigt que l'on introduit dans la bouche de l'enfant. J'emploie plus souvent dans ce cas gros comme une noisette de belle manne, que l'on fait fondre dans une cuillerée à bouche du lait de la mère, qui est alors séreux et purgatif.

(1) *Mat. med.*

MIXTURE STIMULANTE ET TONIQUE

DANS CERTAINES FIÈVRES ATAXIQUES ET ADYNAMIQUES.

Prenez Glace pilée . . . . . . 1 soucoupe.
Vin de Madère . . . . 1 cuillerée à bouche.
Eau de cannelle orgée, 1 cuillerée à café.
Sucre en poudre. . . . à volonté.

Pour une mixture que l'on prend tout à la fois, et que l'on réitère toutes les trois ou quatre heures. J'emploie fréquemment cette composition dans les fièvres ataxiques et adynamiques des vieillards.

MIXTURE STOMACHIQUE

DE JEAN-PIERRE FRANCK (1).

Prenez Extrait de gentiane . . . . 2 gros.
Eau de menthe poivrée . . . . . . 6 onces.
Mêlez.

Cette mixture est un excellent stomachique, à la dose de deux ou trois cuillerées à café par jour, dans un demi-verre d'eau sucrée, ou dans un autre véhicule plus approprié, comme l'infusion de fleurs de camomille romaine ou de feuilles d'oranger.

---

(1) *Epitome*. Lib. I. *De febribus*.

MIXTURE TONIQUE DE JEAN-PIERRE FRANK

DANS LES TIRAILLEMENS DE POITRINE QUI SUIVENT LES ALLAITEMENS PROLONGÉS (1).

Prenez Myrrhe choisie . . . . 1 gros.

Broyez dans un mortier, et versez dessus peu à peu

Infusion de camomille . . . . . . 6 onces.

Ajoutez ensuite

Eau de cannelle . . . . 6 gros.

Sel de mars (sulfate de fer) . . . 15 grains.

Sirop d'écorce d'orange . . . . . 1 once.

Mêlez.

La dose n'est pas indiquée.

MIXTURE VERMIFUGE ET PURGATIVE

DE STOERCK.

Prenez Sel polychreste (tartrite de potasse et de soude) . . . . } de chaque 1 gros.

Jalap en poudre . . . . }

Valériane sauvage . . . . }

Oximel scillitique . . . . 4 onces.

Mêlez.

La dose est d'une cuillerée à bouche à sept et à neuf heures du matin pour un adulte. On fait boire une écuellée de bouillon de veau ou de thé par-dessus chaque dose. Cette formule offre une excellente combi-

(1) Voy. *De curand. homin. morb. Epitome.* Lib. V, *de Profluviis*, dans le formulaire.

naison contre les vers ; elle n'est pas même sans efficacité contre le ténia ; si elle ne réussit pas à en délivrer entièrement les malades, elle les soulage au moins, en leur faisant rendre des portions considérables de ce ver. Murray rapporte une observation semblable que lui a fournie sa propre pratique. *App. med.* T. v, p. 116.

ONGUENT ANTIOPHTALMIQUE D'ASTRUC (1).

Prenez Blancs d'œufs frais. . . . . n.° 2.
Laudanum liquide (vin d'opium composé). . . . . 1 gros.
Eau de roses . . . . } quantité
—— de plantain. . . . . } suffisante.

Mêlez ces substances et battez-les ensemble jusqu'à ce qu'il en résulte un onguent, dont on étend une couche épaisse sur un morceau de linge fin que l'on applique sur l'œil.

Ce topique est un très-bon calmant et un résolutif doux dans les cas d'ophtalmie.

---

(1) *Tract. therap.* Genevæ, 1743, p. 122.

ONGUENT DE BOCKING

CONTRE LES ULCÈRES VÉNÉRIENS INDOLENS (1).

Prenez Onguent basilicum . . . . 1 once.
Mercure précipité rouge (oxyde de mercure rouge). . . . . . . 2 scrupules.

Mêlez et incorporez.

On étend un peu de cet onguent sur un plumaceau de charpie dont on recouvre les chancres ou ulcères du prépuce. Ce topique est très-utile dans les chancres vénériens indolens. Lorsqu'un peu de douleur se fait encore sentir dans ces ulcérations, je substitue l'onguent populéum à l'onguent basilicum.

ONGUENT OU LINIMENT

POUR LES ULCÈRES SCORBUTIQUES.

Prenez Onguent styrax . . . . 5 onces.
Baume de Fioraventi . . . . 1 once.

Mêlez ensemble bien exactement.

ONGUENT OU POMMADE POUR LES DARTRES.

Prenez Mercure cru . . . . 2 onces.

Lavez-le dans le plus fort vinaigre jusqu'à dix fois, ayant soin de changer de vinaigre chaque fois. Ajoutez ensuite

Litharge d'or (oxyde de plomb demi-vitreux) . . . . 2 onces.
Huile de roses . . . . 4 onces.

---

(1) *Acta acad. Joseph. Vindob.* Vindobonæ, 1788, 1 vol. in-4.°, p. 270.

On étend un peu de cette pommade sur la dartre le matin et le soir.

Je connois peu de topiques plus efficaces contre ces éruptions cutanées.

OPIAT ASTRINGENT

A LA FIN DE LA BLENORRHAGIE.

Prenez Térébenthine de Venise. . . 4 gros.
Rhubarbe . . . . 3 gros.
Panacée mercurielle (muriate mercuriel doux) . . . . . demi-scrupule.
Sirop de grande consoude . . quantité suffis.

Faites un opiat selon l'art.

La dose est d'un scrupule le matin, à midi et le soir.

AUTRE OPIAT ASTRINGENT.

Prenez Baume de Copahu . . . . 2 onces.
Os de sèche . . . . 3 gros.
Yeux d'écrevisses . . . . } de chaque
Corail rouge préparé . . . . } 2 gros.

Incorporez avec suffisante quantité de conserve d'Enula-campana.

La dose de cet opiat est d'un gros matin et soir. On boit après chaque dose une tasse d'une forte décoction de fleurs d'ortie blanche.

Cet opiat est d'un merveilleux effet dans quelques blenorrhées et leucorrées qui ont résisté à des astringens plus actifs. Ce succès tient peut-être à l'heureuse combinaison des astringens et des absorbans dans cette formule.

OPIAT FÉBRIFUGE.

Prenez Miel blanc. . . . . 4 onces.
Quinquina jaune en poudre, 1 once et 4 gros.
Safran de mars apéritif (carbonate de fer) . . . . . . 4 gros.
Racine de valériane sauvage en poudre . . . . 2 gros.
Yeux d'écrevisses. . . . . . . 1 gros.

Incorporez avec suffisante quantité de sirop d'absynthe pour donner la consistance d'opiat.

On prend une cuillerée à café de cet opiat toutes les quatre heures, dans l'intervalle des accès d'une fièvre intermittente, et l'on mange un léger potage immédiatement après chaque dose. La meilleure boisson est une limonade ordinaire, à chaque pinte de laquelle on ajoute un verre (environ six onces) de vin vieux.

AUTRE OPIAT FÉBRIFUGE.

Prenez Miel de Narbonne . . . . } de chaque
Sirop de chicorée composé. . . } 1 once.
Quinquina en poudre . . . . } de chaque
Thériaque. . . . . } demi-once.

Mêlez bien exactement, et aromatisez avec une goutte d'essence de cannelle.

On prend cet opiat en trois doses, chaque dose une heure avant l'accès ou au moment de l'accès.

PETIT-LAIT ALUMINÉ,

UTILE DANS LES PERTES DE SANG ASTHÉNIQUES.

Dans une pinte de lait bouillant jetez un scrupule d'alun (sulfate acide d'alumine et de potasse). Laissez sur le feu jusqu'à ce que la partie caseuse soit parfaitement séparée. Retirez ensuite du feu et coulez.

On consomme cette quantité de petit-lait dans les vingt-quatre heures par verrées froides que l'on adoucit avec le sirop de guimauve, ou de gomme arabique, ou de capillaire, ou d'orgeat.

PETIT-LAIT AU VIN,

DE JEAN-PIERRE FRANK (1).

Prenez Petit-lait . . . . 2 livres.
Vin blanc généreux . . . . 8 onces.
Mêlez.

J'indique ici cette préparation, assurément très-simple, de petit-lait au vin, pour l'opposer au procédé plus usité de ceux qui obtiennent le même remède en faisant cailler le lait avec du vin. Il me semble que le petit-lait au vin, de Frank, conserve mieux les qualités vineuses que l'autre.

PETIT-LAIT AU VIN DE STOERCK (2).

Prenez Lait de vache récemment tiré . . . 2. pintes.
Vin d'Autriche, ou tout autre vin un peu acide . . . . 8 onces.
Faites bouillir ensemble un instant. Coulez ensuite et clarifiez.

PETIT-LAIT DE VAN-SWIETEN

CONTRE LES ENGORGEMENS DES VISCÈRES ABDOMINAUX (3).

Prenez Dent de lion avec toutes ses parties . . . .
Fumeterre . . . .
Cresson de fontaine . . . . . .
Cerfeuil. . . . .
} en tout 1 poignée.

Après avoir haché toutes ces herbes, faites-les

(1) *Epitome*. Lib. II. *De inflammat.*

(2) *Præcepta med.-pract. De variolis. Formulæ.*

(3) Ruef, *Consult. med.*, p. 43.

bouillir pendant cinq ou six minutes dans chopine de petit-lait clarifié. Dans la colature fortement exprimée au moyen du pressoir, ajoutez

Sel de seignette (tartrite de potasse et de soude) . . . . . depuis 1 gros jusqu'à 2.
Miel de Narbonne . . . . 6 gros.

A prendre tous les matins à jeun pendant un mois en quatre verrées, une à sept, à huit, à neuf et à dix heures. Après un mois, on remplace ce remède par les eaux de Spa. Je ne saurois trop dire combien cette composition, que j'ai prescrite plus de cent fois, est efficace contre les engorgemens abdominaux, nés de fièvres intermittentes ou d'affections hypocondriaques invétérées.

PASTILLES CONTRE LE GOITRE.

Prenez Éponge de mer brûlée . . . . . } de chaque
Écarlate brûlée . . . . } 1 once.
Os de sèche. . . . . } de chaque
Racine d'arum pulvérisée. . . . } 2 gros.
Gingembre . . . . } de chaque
Cannelle en poudre. . . . . . . } 1 gros.
Sucre en poudre. . . . . 3 onces.

Incorporez avec suffisante quantité de mucilage de gomme adragant et faites des tablettes pesant chacune trente grains.

On en prend deux par jour pendant

cinquante jours, une le matin et l'autre le soir. — On les laisse fondre dans la bouche et on avale insensiblement sans cracher. — On se purge le vingt-cinquième et le cinquantième jour.

On porte en même temps sur le cou un collier composé de sel gemme et de sel marin, de chaque une once; de sel ammoniac, deux gros. On renouvelle ce collier tous les six jours.

C'est la formule usitée dans la plupart des hôpitaux de France contre le goître.

PASTILLES ÉMÉNAGOGUES.

Prenez Séné mondé en poudre . . . . . . 2 onces.
Eau bouillante. . . . . 8 onces.

Laissez infuser sur les cendres chaudes pendant une heure et demie; passez et ajoutez

Sucre fin . . . . 4 onces.

Remettez sur le feu, et faites cuire jusqu'à consistance de sirop, puis ajoutez

Limaille de fer . . . . 1 once.

Versez ensuite la composition, quand elle quittera le poêlon, sur du papier saupoudré de cannelle. Étendez le tout promptement et le coupez ou divisez en trente-deux doses égales.

On prend tous les jours deux de ces doses, une le matin à jeun, et la seconde

deux

deux ou trois heures avant le souper. C'est un remède des plus efficaces contre la chlorose.

PASTILLES STIMULANTES.

Prenez	Gingembre	2 gros.
	Safran oriental	1 gros.
	Musc	de chaque demi-gros.
	Girofle	
	Mastic.	3 gros.
	Ambre gris	12 grains.

Mêlez avec demi-livre de sucre, et faites des pastilles d'un gros chacune. Cette formule en donne plus de soixante. Elles sont recommandées dans les cas d'anaphrodisie.

On en prend deux ou trois par jour. Je les ai employées une fois sans aucun succès pour un jeune homme de trente ans tombé tout à coup, sans cause connue et sans maladie antérieure, dans l'impuissance la plus absolue. Si je reproduis ici cette formule, c'est parce qu'un seul fait isolé ne suffit pas pour faire juger la valeur de cette composition; c'est aussi par déférence pour le médecin distingué qui l'a publiée dans le Dictionnaire des sciences médicales, article *aphrodisiaque*.

PUNCH

CONTRE LES FIÈVRES ATAXIQUES DES VIEILLARDS.

Prenez Infusion concentrée de thé . . . . 16 onces.
Rhum de la Jamaïque. . . . . . } de chaque
Suc de citron . . . . } 2 onces.
Sucre . . . . 4 onces.

Mêlez.

La dose est d'un petit verre, c'est-à-dire, de deux onces toutes les heures ou toutes les deux heures. Je ne connois pas de remède plus efficace dans les maladies asthéniques des vieillards qui tiennent au défaut de l'influence nerveuse. Lorsqu'on n'a pas sous sa main du rhum de bonne qualité, on peut le remplacer par trois ou quatre onces de vin de Madère, les autres ingrédiens restant les mêmes et dans les mêmes proportions.

PILULES ADOUCISSANTES.

Prenez Gomme arabique . . . . } de chaque
——— adragant . . . . } 4 gros.

Mêlez et incorporez avec suffisante quantité de baume du Pérou, pour former une masse que vous partagerez en pilules du poids de quatre grains.

On en prend quatre ou cinq le matin, à

midi et le soir, et l'on boit par-dessus chaque dose un verre de bouillon de veau dans lequel on a fait cuire une tête de pavot. J'ai souvent employé ces pilules avec un grand succès contre les irritations chroniques de l'estomac et les dégénérations squirreuses de cet organe.

PILULES ANTIHYSTÉRIQUES
DE DE MEZA (1).

Prenez		
	Assa-fœtida	de chaque 2 gros.
	Extrait d'aloës gommeux	
	Gomme ammoniaque	

Faites des pilules de trois grains chacune.

On en prend quatre le matin, à midi et le soir. On boit par-dessus chaque dose une infusion concentrée de mélisse sucrée convenablement, et aromatisée avec une cuillerée à café d'eau de fleurs d'orange.

(1) *Compend. med. pract. Fascicul. Tert.*

PILULES ANTISPASMODIQUES
DE DE HAEN (1).

Prenez Musc. . . . . demi-scrupule.
Camphre . . . . 1 scrupule.
Gomme ammoniaque . . . . 2 scrupules.
Opium purifié . . . . 4 grains.

Mêlez et incorporez pour former une masse pilulaire que vous partagerez en pilules du poids de quatre grains.

On prend trois ou quatre de ces pilules dans les vingt-quatre heures. Elles sont recommandées dans les spasmes hystériques et hypocondriaques.

PILULES ANTISPASMODIQUES
DE PLENCIZ FILS (2).

Prenez Assa-fœtida . . . . 2 gros.
Camphre . . . . } de chaque
Musc . . . . } 1 gros.
Ambre. . . . . demi-gros.

Mêlez bien exactement pour former une masse que vous partagerez en cent pilules.

On en prend six par jour, deux le matin, deux à midi et deux le soir.

Ces pilules furent employées avec un merveilleux succès dans un cas d'angine de poitrine. On en cessa l'usage pour leur subs-

(1) *Prœlectiones*. T. II, p. 5. Éd. du docteur Gilibert.

(2) *Acta et observata med*. Pragæ, 1783, p. 101 et 102.

tituer un remède de même nature, mais moins coûteux; le mal reparut bientôt, et il fallut y revenir pour le calmer de nouveau.

PILULES ANTISPASMODIQUES ET ASTRINGENTES DE QUARIN (1).

Prenez Racine de valériane. . . . . 1 once.

Limaille de fer	}	de chaque 2 gros.
Cachou		
Cascarille		

Mêlez et incorporez avec suffisante quantité de sirop de quinquina pour former une masse que vous diviserez en pilules du poids de trois grains chacune.

On en prend depuis sept jusqu'à dix trois fois par jour. Quarin employoit ces pilules contre les écoulemens spermatiques ou muqueux atoniques, qui ont lieu par le canal de l'urètre. En mars 1819, j'ai guéri, par le seul usage de ces pilules, un jeune homme de vingt ans, qui éprouvoit, après une longue habitude de la masturbation, un tremblement des membres inférieurs, accompagné d'une émission involontaire des urines et d'un flux puriforme par la verge. Vers la fin d'avril, il étoit à peu près guéri, et je l'envoyai convalescent à la campagne.

(1) *Animadversiones*, ou ma traduction, p. 34.

PILULES ANTISPASMODIQUES ET FONDANTES.

Prenez Beurre de cacao. . . . . 4 gros.
Terre foliée de tartre (acétate de potasse) . . . . } de chaque 2 gros.
Racine de valériane sauvage. . . }
Castoréum . . . . 1 gros.
Cinabre. . . . . 1 scrupule.

Faites, avec suffisante quantité de sirop de fleurs d'orange, une masse que vous partagerez en pilules du poids de trois grains chacune.

On prend sept pilules une heure avant le dîner, et sept autres une heure avant le souper. On boit par-dessus chaque dose une tasse d'infusion de camphorata ou de fleurs de camomille romaine.

Ces pilules sont très-efficaces dans certains cas d'affection hypocondriaque et d'engorgement des viscères abdominaux, après les fièvres intermittentes prolongées.

AUTRES PILULES ANTISPASMODIQUES.

Prenez Musc . . . . } de chaque 1 scrup.
Ambre gris . . . . }
Opium purifié. . . . . 3 grains.
Baume du Pérou, ou sirop de safran, quantité suffisante pour former une masse pilulaire que vous partagerez en vingt-quatre pilules égales.

On en prend six par jour, deux le matin,

à midi et le soir. On boit une tasse d'infusion de cannelle sucrée par-dessus chaque dose.

PILULES ANTISYPHILITIQUES.

Prenez Mercure doux (muriate mercuriel doux)	de chaque 1 gros.
Ethiops minéral	

Ajoutez suffisante quantité de farine de lin liée avec de l'eau imprégnée de gomme arabique, pour former une masse que vous partagerez en trente-six pilules égales.

On en prend deux par jour, une le matin et l'autre le soir. On se purge tous les cinq jours. Telle est la formule que j'emploie ordinairement dans la seconde période de la blenorrhagie. Quoique les malades, dans ce traitement, prennent tous les jours quatre grains de mercure doux, cette préparation affecte plus rarement la bouche que des pilules où le même sel mercuriel est employé seul et à la même dose. Je ne sais si, par sa combinaison avec l'étiops, son action seroit détournée des glandes salivaires, et s'il acquerroit un plus grand effet diaphorétique.

AUTRES PILULES ANTISYPHILITIQUES (1).

Prenez Kermès minéral (oxyde d'antimoine hydro-sulfuré brun), Mercure doux (muriate de mercure doux) . . . . de chaque 2 gros.
Gomme de gayac . . . . 4 gros.
Baume du Pérou, quantite suffisante pour former une masse dont chaque gros sera partagé en douze pilules.

On en prend trois par jour, une le matin, à midi et le soir. On augmente peu à peu cette dose, et l'on va jusqu'à six dans les vingt-quatre heures.

Elles sont très-efficaces contre les maladies chroniques de la peau, et surtout contre les maladies de l'organe cutanée de nature ou d'origine vénérienne.

PILULES ANTISYPHILITIQUES DE VIGAROUS (2).

Prenez Mercure revivifié du cinabre . . . . . 4 gros.
Sublimé corrosif (muriate suroxydé de mercure) . . . . 2 gros.

On expose l'un et l'autre de ces mercures à une trituration douce dans un mortier de marbre ou de bronze; et pendant la trituration, on jette dessus

(1) Ruef, *Consult. med.*, p. 54.

(2) Observations sur la vérole, p. 171 et 172. *Montpellier*, in-8.°, 1780.

quelques gouttes de suc de citron. Il se forme peu à peu, par l'addition de ce suc, un amalgame si exact, que les parties du mercure et du sublimé ne forment qu'un tout très-parfaitement uni. On jette ensuite peu à peu cinq onces de fleur de farine de froment fin, bien purgée du gros et petit son, et on forme de ce tout une masse pilulaire, avec ce qu'il faut du même suc, pour lui donner la consistance convenable à pouvoir être réduite en pilules de deux grains chacune, ou environ.

Le malade en prend une d'abord tous les jours; il augmente ensuite progressivement, jusqu'à ce qu'il soit arrivé à la dose de six par jour, trois le matin et trois le soir. Vigarous employoit ces pilules en même temps que sa tisane dépurative, ou avec une simple tisane d'orge. Il assure avoir obtenu de cette composition *des cures si surprenantes, qu'il auroit eu de la peine à se les persuader, si elles n'eussent été opérées sous ses yeux et en présence de nombre de témoins.* Cette préparation n'est point notre mercure doux ou panacée (muriate mercuriel doux), quoiqu'elle lui ressemble beaucoup. Il est étonnant qu'annoncée de cette manière, elle n'ait pas excité davantage l'attention des médecins praticiens.

PILULES ANTIVÉNÉRIENNES DE KŒMPF.

Prenez Calomel (muriate mercuriel doux) . . . . Soufre doré d'antimoine (oxyde d'antimoine hydro-sulfuré orangé)	de chaque 2 scrup.

Triturez longuement ; ajoutez ensuite

Extrait de saponaire . . . . . . Gomme de gayac	de chaque 4 scrup.
Camphre	demi-gros.

Incorporez avec suffisante quantité de thériaque pour former des pilules du poids de deux grains chacune.

On en prend six le matin, à midi et le soir, et l'on boit par-dessus chaque dose un grand verre d'une forte décoction de squine, ou de bardane, ou de salsepareille. On augmente peu à peu la dose jusqu'à ce qu'on prenne dix ou douze pilules à la fois.

PILULES ANTIVÉNÉRIENNES DE LASSONNE.

Prenez Muriate suroxidé de mercure. . . 18 grains.
Mercure doux (muriate mercuriel doux) . . . . 54 grains.

Triturez long-temps et exactement dans un mortier de verre ; ajoutez ensuite

Gomme de gayac. . . . . demi-gros.
Séné en poudre. . . . . 1 gros.

Faites avec suffisante quantité de sirop d'œillet ou de capillaire des pilules du poids de deux grains chacune.

On prend tous les jours trois de ces pilules, une le matin, une à midi et une le soir. On boit par-dessus chaque pilule un grand verre d'une forte décoction de racine de bardane. On peut augmenter par la suite la dose de ces pilules.

PILULES ANTIVÉNÉRIENNES DE M. PELLETAN.

Prenez Sublimé corrosif (muriate suroxidé de mercure) . . . . 12 grains.
Eau distillée. . . . . 1 gros.

Après avoir obtenu une parfaite dissolution, ajoutez

Manne en larmes . . . . 2 gros.
Poudre de racine de guimauve, suffisante quantité pour former une masse à partager en quatre-vingt-seize pilules égales.

Chaque pilule contient un huitième de grain de sublimé.

On en fait prendre une et boire par-dessus

un verre de tisane mucilagineuse et édulcorée ; une heure après, une seconde, puis une troisième, et même une quatrième, toujours à des intervalles égaux, et en faisant boire un verre de la même tisane par-dessus chaque pilule.

PILULES ANTIVÉNÉRIENNES DE SELLER.

Prenez Nitrate de mercure . . . . 10 grains.
Extrait noir de réglisse . . . . . . 40 grains.

Faites soixante pilules de cette masse.

On prend d'abord une ou deux de ces pilules dans les vingt-quatre heures. On augmente peu à peu la dose, et l'on arrive enfin à six pilules par jour. On boit par-dessus chaque pilule un verre d'eau sucrée.

M. Martin le jeune, habile médecin de cette ville, et M. Richard, de Nanci, nommé chirurgien-major de l'hospice de la Charité de Lyon, ont eu la bonté de me communiquer cette formule qu'ils emploient très-souvent. Ils n'hésitent point à la regarder, d'après leur expérience, comme la combinaison mercurielle la plus efficace qu'ils connoissent contre les symptômes vénériens récens et primitifs. Je n'ai jamais employé ces pilules, mais j'ai prescrit souvent, et avec un avantage remarquable, le sirop de Bellet, dans lequel entre le nitrate de mercure.

PILULES ANTIVÉNÉRIENNES DE SWEDIAUR (1).

Prenez Eau distillée . . . . 2 gros.
Muriate d'ammoniaque (sel ammoniac), ce qu'il en faut pour saturer l'eau.
Muriate suroxigéné de mercure, 30 grains.
Mie de pain, quantité suffisante pour une masse bien combinée dont on fera soixante pilules égales.

On en donne une d'abord et ensuite deux par jour. Quand on est arrivé à cette dernière dose, on fait boire au malade une ou deux pintes chaque jour de tisane d'orge, ou d'eau de veau, ou de poulet, adoucie avec le sirop d'orgeat.

PILULES ASTRINGENTES CONTRE LES LEUCORRHÉES, LES BLENORRHÉES, etc.

Prenez Camphre . . . . 2 gros
Extrait de rhubarbe . . . . 3 gros.
Térébenthine de Venise . . . . . . 2 onces.
Faites des pilules de quatre grains.

On en prend neuf par jour, trois le matin, trois à midi et trois le soir. On boit par-

(1) Malad. vénériennes. Formulaire.

dessus chaque dose un verre d'eau ferrée ou d'eau de Spa foible.

AUTRES PILULES ASTRINGENTES

CONTRE LES LEUCORRHÉES ET LES BLENORRHÉES.

Prenez Mercure doux (muriate de mercure
doux) . . . . 1 scrupule.
Cachou . . . . } de chaque
Baume de Copahu. . . . . } 3 gros.
Sirop de grande consoude, quantité suffisante pour former une masse que vous diviserez en cent cinquante pilules.

On en prend quatre le matin, à midi et le soir. Je prescris souvent ces pilules dans les leucorrhées dont la nature m'est suspecte. Elles ne sont pas moins efficaces dans les blenorrhées atoniques.

AUTRES PILULES ASTRINGENTES

CONTRE LES MÊMES MALADIES.

Prenez Opium. . . . . 1 grain.
Baume de la Mecque . . . . 8 gouttes.
Térébenthine cuite, quantité suffisante pour former deux pilules.

On prend l'une le matin et l'autre le soir. Il est rare que l'on ait besoin de prendre plus de trente pilules, c'est-à-dire, d'en user pendant plus de quinze jours.

PILULES ASTRINGENTES
DE LA PHARMACOPÉE DE VIENNE (1).

Prenez Térébenthine cuite . . . . 4 gros.
Succin . . . . 2 gros.
Os de sèche . . . . 1 gros.
Gomme de gayac . . . . 4 scrupules.

Faites, avec suffisante quantité de baume de copahu, cent cinquante pilules égales.

La dose de ces pilules est de douze par jour, quatre le matin, à midi et le soir. Elles sont indiquées dans les flux muqueux du canal de l'urètre, la gonorrhée ou perte de semence, les leucorrhées, etc. J'ai supprimé dans cette formule l'extrait de réglisse, comme remède à peu près inutile, à la dose de deux scrupules à laquelle il est prescrit, et le sucre de Saturne, qui figure dans cette composition, à la dose de douze grains. On peut voir dans le *Ratio medendi* de de Haën les plaintes amères de cet illustre professeur, contre les éditions de la pharmacopée de Vienne, usitées de son temps, où l'usage du sucre de Saturne est conservé ou toléré dans quelques préparations destinées à l'usage interne.

---

(1) Édition de 1765, in-folio.

PILULES ASTRINGENTES DE MORAND

CONTRE LES FLUX MUQUEUX OU ALBUMINEUX ATONIQUES.

Prenez Yeux d'écrevisses . . . . 2 scrupules.
Cachou . . . . 1 scrupule.
Mercure doux (muriate de mercure doux) . . . . 8 grains.
Baume de Copahu . . . . . . demi-scrupule.

Incorporez, avec suffisante quantité de sirop de quinquina ou de grande consoude, pour former une masse que vous diviserez en pilules du poids de quatre grains chacune.

On prend tous les jours trois de ces pilules, une le matin, à midi et le soir; on augmente peu à peu la dose, et l'on arrive jusqu'à six pilules par jour.

PILULES ASTRINGETES ET TONIQUES

DE WERLHOF (1).

Prenez Vitriol de mars (sulfate de fer). . . 2 gros.
Extrait d'absynthe (2) . . . . 4 gros.

Mêlez et incorporez avec suffisante quantité de sirop de safran pour former une masse que vous diviserez en cent cinquante pilules égales.

On prend quatre ou cinq pilules le matin, à midi et le soir, et l'on boit par-dessus chaque

(1) *Op. omnia.* P. II. Hanoveræ, 1775, p. 812.

(2) On fait macérer les sommités d'absynthe dans de l'eau; on en exprime le suc que l'on fait ensuite épaissir. Tel est l'extrait d'absyinte préparé selon la méthode de Werlhof. On obtient par ce procédé une substance très-amère.

chaque dose une infusion de fleurs d'ortie blanche et de bouillon blanc.

Ces pilules sont utiles dans la chlorose, dans les flueurs blanches excessives, à la fin du traitement de l'hydropisie, etc.

PILULES CONTRE LA GRAVELLE.

Prenez Savon blanc.	2 onces.	
Farine de lin	1 once.	
Alkali volatil concret (carbonate d'ammoniaque)	de chaque 2 gros.	
Sel ammoniac (muriate d'ammoniaque).		

Mêlez et incorporez avec suffisante quantité de miel de Narbonne, pour former une masse que vous diviserez en pilules du poids de six grains chacune.

La dose est de six pilules par jour, deux le matin, deux à midi et deux le soir. On boit par-dessus chaque dose une grande verrée d'infusion de réglisse, ou de fleurs de mauve, ou de capillaire de Montpellier. Ces pilules, secondées par un bon régime, sont un des meilleurs remèdes à opposer aux graviers des reins et de la vessie, source fréquente des catarrhes chroniques des voies urinaires.

PILULES
CONTRE LE VOMISSEMENT SPASMODIQUE.

Prenez Racine de colombo . . . . 4 scrupules.
Opium purifié. . . . . 4 grains.
Huile essentielle de menthe poivrée . . . . 10 gouttes.
Sirop d'œillet, quantité suffisante pour former une masse que vous diviserez en trente pilules égales.

On prend tous les jours six pilules; savoir, deux le matin, deux à midi et deux le soir. Par-dessus chaque dose, on boit une verrée ou une tasse d'eau acidule gazeuse, ou une verrée d'infusion de menthe simple, si l'on ne peut se procurer cette eau minérale factice.

PILULES DE DE HAEN
CONTRE LA LEUCORRHÉE OU FLUEURS BLANCHES (1).

Prenez Sang-dragon. . . . . } de chaque
Térébenthine cuite . . . . } 2 gros.

Faites, avec suffisante quantité de térébenthine liquide, une masse que vous partagerez en pilules du poids de quatre grains chacune.

On prend trois de ces pilules le matin, à midi et le soir. Je les emploie souvent,

---

(1) Ruef, *Consult. med.* Aug. Vind., 1777, p. 150.

en substituant le cachou ou l'extrait de rhubarbe, au sang-dragon.

PILULES DE DE HAEN

CONTRE LES CALCULS BILIAIRES (1).

Prenez Rhubarbe . . . . 1 gros et demi.
Savon de Venise . . . . . . 4 gros.
Huile adoucie de térébenthine, quantité suffisante pour former une masse à partager en pilules du poids de cinq grains chacune.

On en prend trois le matin, à midi et le soir, et l'on boit par-dessus chaque dose un verre d'une forte décoction de dent de lion, de chicorée amère et de chiendent frais, animée avec un peu de sel de Glauber (sulfate de soude).

PILULES DE FINKE

CONTRE L'HYDROPISIE ASCITE, NÉE DE L'EMBARRAS DES ORGANES ABDOMINAUX (2).

Prenez Éthiops minéral, depuis 12 grains jusqu'à . . . . 1 scrupule.
Extrait de taraxacum. . . . . . . 3 gros.
Gomme ammoniaque . . . . . . 2 gros.
Scille. . . . . demi-gros.

Faites, avec suffisante quantité d'un sirop quelconque, des pilules de trois grains chacune.

La dose est de cinq trois fois par jour.

---

(1) *Prælectiones. Symptomatologia.* P. I.

(2) *De morb. bilios. anom.*, p. 91.

On boit une verrée de tisane de chiendent ou de chicorée amère par-dessus chaque dose.

PILULES D'HUXHAM,

CORRIGÉES PAR BALDINGER (1).

Prenez Opium purifié . . . . 1 scrupule.
Fleurs de soufre (soufre sublimé), 2 scrupules.
Argent vif bien purifié. . . . . . 1 gros.
Antimoine cru (sulfure d'antimoine). . . . . 4 scrupules.

Mêlez bien exactement toutes ces substances; triturez-les long-temps, et sans interruption; réduisez-les ensuite, avec suffisante quantité de sirop de guimauve, en une masse pilulaire que vous diviserez en cent cinquante pilules égales.

On en prend cinq ou six par jour. Cette préparation passe en Allemagne pour un remède héroïque contre les douleurs ostéocopes, les flueurs blanches de nature vénérienne, la teigne, les scrofules et la gale.

---

(1) *Hist. merc. et mercurial.*

PILULES DE JOSEPH FRANK FILS
CONTRE LA SYPHILIS (1).

Prenez Sublimé corrosif (muriate suroxidé de M.). . . . . 4 grains.

Faites fondre selon les règles de l'art; ajoutez ensuite

Extrait gommeux d'opium. . . 12 grains.
Extrait de quinquina. . . . . . 1 scrupule.

Formez, avec le sirop de sucre, une masse que vous diviserez en seize pilules.

La dose est d'une pilule d'abord et ensuite de deux par jour. On en prend trois, mais très-rarement quatre par la suite. On boit après chaque pilule une verrée d'eau gommée ou de tisane gélatineuse ou mucilagineuse. Lorsque ces pilules fatiguent l'estomac, Frank conseille de prendre chacune d'elles immédiatement après chaque repas. Si cette précaution ne suffit pas pour calmer ou prévenir la cardialgie, il en fait suspendre l'usage, et prescrit au malade une émulsion de gomme arabique avec un peu d'opium, et quelques doses d'une poudre avec le sulfure de potasse.

---

(1) *Ratio inst. clin. Ticinensis.* Pars secunda. Cap. XI.

PILULES DE LUDOLF

CONTRE L'HYDROPISIE (1).

Prenez Scille en poudre . . . . 4 gros.

Soufre doré d'antimoine. (oxide d'antimoine hydro-sulfuré orangé)	de chaque 1 gros.
Sel volatil de succin.	
Elatérium	

Faites une masse que vous aromatiserez avec quelques gouttes d'huile essentielle d'anis, et que vous partagerez en cent cinquante pilules égales.

On en prend trois chaque jour, et par la suite l'on augmente peu à peu cette dose. C'est un remède de premier ordre contre les hydropisies rebelles ; il les guérit par des selles ou des urines abondantes. Baldinger, qui tenoit cette formule de l'inventeur lui-même, assure en avoir vu quelquefois des effets surprenans.

---

(1) Baldinger, *De opt. medicament. mixtione.*

PILULES DE QUARIN

CONTRE LA BLENORRHÉE ET LA LEUCORRHÉE (1).

Prenez Gomme arabique. . . . . 4 gros.
Cachou . . . . 2 gros.
Aquila-alba (muriate de mercure doux) . . . . 1 scrupule.
Térébenthine cuite, quantité suffisante pour former une masse que vous partagerez en cent soixante pilules égales.

On en prend quatre le matin, à midi et le soir. Je les prescris souvent lorsque les blenorrhagies d'origine vénérienne tirent à leur fin. C'est un astringent des plus efficaces à cette époque de la maladie. Je ne donne pas la formule de Quarin absolument telle qu'il l'a publiée ; mais avec de légères modifications qui m'ont paru avantageuses aux malades, et dont une pratique réitérée m'a fait connoître l'utilité.

---

(1) *Animadversiones. Formulæ* ; ou ma traduction, pag. 350.

PILULES DE SCHMUCKER

CONTRE L'AMAUROSE (1).

Prenez Sagapenum . . . . }
Galbanum. . . . . } de chaque
Savon de Venise. . . . . } 1 gros.
Suc de réglisse . . . . }
Rhubarbe . . . . 1 gros et demi.
Tartre émétique (tartrite de potasse antimonié). . . . 16 grains.

Mêlez et incorporez bien exactement pour former une masse que vous partagerez en pilules du poids d'un grain chacune.

On en prend quinze le matin et autant le soir, et l'on continue ainsi pendant un mois ou six semaines. Il est convenable, pour la première boîte de ces pilules, de réduire à moitié la dose du tartre émétique, et de ne faire prendre au malade que douze pilules le matin et autant le soir. Quelques médecins préfèrent les pilules de Richter à celles de Schmucker ; mais elles ne diffèrent pas essentiellement, et l'on peut, sans varier beaucoup, substituer la formule de l'un à celle de l'autre.

---

(1) Plenck, *Doct. de morb. ocul.*, p. 235.

PILULES DE STOERCK

CONTRE LES ENGORGEMENS SCROFULEUX ET SQUIRREUX (1).

Prenez Extrait de ciguë. . . . } de chaque
Savon de Venise . . . } 1 gros et demi.
Gomme ammoniaque . . . . . . } de chaque
Masse de pilules de Ruffus . . . } 1 gros.
Faites des pilules de trois grains.

On en prescrit deux aux malades, quatre fois par jour. Stoerck préféroit cette composition à l'extrait de ciguë pur, lorsqu'il avoit à traiter des personnes foibles, délicates ou hystériques, affectées des engorgemens indiqués ci-dessus.

PILULES DE STOLL

CONTRE LES DOULEURS RHUMATISMALES (2).

Prenez Extrait d'aconit . . . . } de chaque
Soufre doré d'antim. de la 3.e précip. (oxide d'antimoine hydro-sulfuré orangé) . . . . } 1 gros.

Mêlez et incorporez, avec suffisante quantité de sirop d'œillet, pour former une masse que vous diviserez en pilules du poids de deux grains chaque.

La dose est de deux pilules trois fois par

---

(1) J. F. Closs, *Nova variolis medendi methodus*. Ultrajecti ad Rhenum, 1766, in-8.° XXV. *Schirrus uteri exulceratus*.

(2) *Rat. med. pars septima, post authoris obitum, ab* Josepho Eyrel *edita*.

jour. Par-dessus chaque dose, on boit une verrée de la décoction de bardane, de patience et de dent de lion. Ce remède provoque des sueurs grasses et fétides, et quelquefois aussi des selles. On ne donne qu'une pilule chaque fois lorsque cette composition excite le vomissement.

PILULES DE THÉDEN

CONTRE LES MÉTASTASES GOUTTEUSES OU RHUMATISMALES SUR LES PARTIES NATURELLES (1).

Prenez Gomme de gayac . . . . 1 once.
Savon amygdalin. . . . . 2 gros.
Mêlez et faites des pilules du poids de trois grains.

On en prend depuis dix jusqu'à treize le matin et le soir.

J. A. Murray et Jean-Pierre Frank employoient ces pilules avec succès dans les cas indiqués par Théden. Le premier substituoit au savon amygdalin, qu'on ne trouvoit point à Goettingen, le savon d'Alicante (*sapo aloniensis*), qui jouit presque des mêmes propriétés. J'ai eu l'occasion d'employer, et dans un seul cas, les pilules

(1) J. P. Frank, *Delectus opusculorum*. T. II. *De materie arthritica ad verenda aberrante*, *auctore* J. A. Murray.

ci-dessus; elles ont parfaitemement répondu à mon attente. Je fis commencer par six pilules qui déjà purgeoient beaucoup; le malade en prit neuf par jour dans la suite, et jamais n'a passé cette dose (1).

PILULES DE TRONCHIN

CONTRE LES CALCULS BILIAIRES.

Prenez Savon blanc . . . . 4 gros.
Extrait de réglisse . . . . 2 gros.
Térébenthine . . . . 20 gouttes.

Faites, avec suffisante quantité de sirop des cinq racines apéritives, une masse que vous partagerez en pilules du poids de quatre grains chacune.

On prend trois de ces pilules le matin, à midi et le soir, et l'on boit par-dessus chaque dose un verre de petit-lait clarifié, dans lequel on ajoute une cuillerée à café de miel blanc. Tronchin regardoit le petit-lait fortement emmiellé comme un fondant aussi actif que les sucs exprimés des plantes savoneuses, quand la saison ne permet pas que l'on fasse usage de ces sucs.

---

(1) Depuis que cette page est écrite, j'ai eu l'occasion d'employer deux autres fois les pilules de Thédén. Elles ont eu le plus heureux succès. Cette formule est donc extrêmement digne d'être conservée et surtout plus connue.

PILULES DE TRONCHIN

CONTRE LES CATARRHES CHRONIQUES ACCOMPAGNÉS D'UNE ABONDANTE EXPECTORATION.

Prenez	Gomme ammoniaque	de chaque 1 gros et demi.
	Extrait de réglisse	
	Savon blanc	
	Baume de soufre anisé	

Mêlez et faites des pilules du poids de trois grains chacune.

On en prend trois quatre fois par jour, savoir : à huit et à onze heures du matin, à cinq et à sept heures du soir. On boit par-dessus chaque dose une verrée d'infusion de sommités de fenouil et d'hysope édulcorée avec le miel de Narbonne.

AUTRES PILULES DE TRONCHIN

CONTRE LES CATARRHES CHRONIQUES.

Prenez	Gomme ammoniaque	de chaque 2 gros.
	Extrait de réglisse	
	Cachou	demi-gros.
	Mastic.	1 gros.

Faites, avec suffisante quantité de sirop de guimauve, une masse que vous diviserez en pilules du poids de trois grains.

On en prend quatre le matin, autant à midi et autant le soir. Après chaque dose, on boit une infusion d'hysope, de mélisse et de fenouil ou de semences d'anis, édulcorée avec le miel de Narbonne, ou le sirop de bourrache, ou celui de capillaire.

Ces pilules de Tronchin et la boisson qu'on prend en même temps, conviennent surtout dans les catarrhes chroniques des vieillards, accompagnés d'une abondante expectoration, et d'un relâchement considérable de la membrane muqueuse bronchique.

PILULES DE WERLHOF

CONTRE LES FLUEURS BLANCHES (1).

Prenez Extrait de rhubarbe . . . . . . 2 gros.
Mercure doux (muriate de mercure doux) . . . . 1 scrupule.

Mêlez bien exactement et incorporez avec suffisante quantité de sirop de grande consoude, pour former une masse pilulaire que vous diviserez en soixante-douze pilules égales.

On en prend deux le matin et deux le soir. On boit par-dessus chaque dose une verrée d'une légère décoction de fleurs d'ortie blanche, convenablement sucrée, ou adoucie avec le sirop de grenade ou de grande consoude.

Werlhof employoit ces pilules dans les

(1) J. A. Murray, *Apparat. med.* T. II. Gott., 1787, p. 404.

flueurs blanches suspectes, c'est-à-dire, dont il soupçonnoit, sans pouvoir la déterminer précisément, la nature vénérienne. Il en faisoit continuer l'usage fort long-temps. Je prescris souvent cette formule.

PILULES DIAPHORÉTIQUES (1).

Prenez Kermès minéral (oxide d'antimoine hydro-sulfuré brun,	de chaque 2 scrup.
Mercure doux (muriate de mercure doux).	

Incorporez bien exactement avec suffisante quantité de sirop de capillaire, pour former une masse que vous diviserez en soixante pilules égales.

On en prend trois par jour, et l'on boit après chaque pilule une forte décoction de squine, ou de salsepareille, ou une infusion concentrée de pétales de coquelicot.

Ces pilules sont extrêmement efficaces contre certaines maladies de la peau, et particulièrement contre les gales invétérées.

---

(1) Ruef, *Consult. med.* Aug. Vindel., 1777, p. 44.

PILULES DIURÉTIQUES DE TRONCHIN.

Prenez Poudre de cloportes . . . . 2 gros.
Scille pulvérisée . . . . 36 grains.
Gomme ammoniaque. . . . . . . 3 gros.
Myrrhe . . . . 1 gros.

Incorporez avec quatre gros de rob de genièvre, pour former une masse à partager en pilules du poids de trois grains chaque.

On en prend cinq le matin, à midi et le soir. Par-dessus chaque dose, on boit une verrée d'infusion de fleurs de genêt convenablement sucrée.

Tronchin employoit surtout ces pilules dans les cas d'hydropisie atonique. Les pilules de Backer offrent une composition analogue.

PILULES DU DOCTEUR RAST
CONTRE L'HYDROPISIE DE POITRINE.

Prenez Crême de tartre (tartrate acidule de potasse). . . . 4 gros.
Gomme ammoniaque. . . . 2 gros.
Scille en poudre. . . . . . . 1 gros et demi.
Safran en poudre . . . . . . 2 scrupules.

Incorporez, avec suffisante quantité d'oximel scillitique, pour former une masse que vous partagerez en soixante pilules égales.

La dose est de quatre le matin à jeun et de quatre autres le soir. L'on boit une tasse d'infusion de cannelle sucrée par-dessus chaque dose. La boisson, pendant le jour, est du vin blanc vieux coupé d'eau.

PILULES ÉMÉNAGOGUES DE TRONCHIN.

Prenez Assa-fœtida . . . . } de chaque
Succin. . . . . } 2 gros.
Mastic. . . . . 1 gros et demi.
Myrrhe . . . . 1 gros.

Mêlez et faites, avec suffisante quantité de teinture de succin ou de castoréum, des pilules du poids de trois grains chacune.

On en prend quatre à huit et à onze heures du matin, et à six heures du soir. Par-dessus chaque dose, on boit une verrée d'infusion de safran convenablement sucrée.

AUTRES PILULES ÉMÉNAGOGUES.

Prenez Extrait de gentiane . . . . 2 gros.
Limaille de fer . . . . 1 gros.
Ellebore noir. . . . . 1 scrupule.
Sirop de safran, suffisante quantité pour former une masse que vous diviserez en soixante pilules.

On en prend deux le matin, à midi et le soir. L'on boit après chaque dose une verrée d'infusion de mélisse et de fleurs de camomille romaine.

PILULES FÉTIDES MINEURES
DE SYDENHAM.

Prenez Myrrhe . . . . } de chaque
Galbanum . . . . } 1 gros et demi.
Castoréum . . . . 15 grains.
Assa-fœtida . . . . demi-scrupule.

Formez une masse pilulaire avec suffisante quantité de baume du Pérou, et divisez chaque gros de cette masse en douze pilules.

On en prend trois à la fois dans la soirée, et l'on boit une infusion convenable par-dessus.

PILULES FONDANTES
CONTRE LA JAUNISSE CHRONIQUE.

Prenez Extrait de ciguë . . . . 4 gros.
Rhubarbe ou aloës . . . . 2 gros.

Mêlez bien exactement, et formez une masse que vous partagerez en quatre-vingts pilules égales.

On en prend trois par jour, une le matin, une à midi et l'autre le soir. On boit après chaque pilule une verrée d'une forte décoction de saponaire bien emmiellée.

PILULES FONDANTES

CONTRE LES SCROFULES, LE CARREAU, etc.

Prenez Savon blanc . . . . 1 once.
Extrait de genièvre . . . . } de chaque
Poudre de gentiane. . . . . . . } 4 gros.

Mêlez et formez une masse que vous partagerez en pilules du poids de quatre grains chacune.

On prend deux ou trois de ces pilules le matin, à midi et le soir, et l'on boit par-dessus chaque dose une verrée d'une décoction concentrée de sommités fleuries de houblon.

PILULES FONDANTES DE BOERHAAVE (1).

Prenez Savon de Venise. . . . . } de chaque
Gomme ammoniaque . . . . . . } demi-once.

Faites des pilules de trois grains.

Douze par jour, quatre le matin, à midi et le soir. Un verre d'une tisane chicoracée par-dessus chaque dose.

---

(1) *Const. epidem.* Van-Swieten, p. 355, ann. 1734.

PILULES FONDANTES DE FINKE (1).

Prenez Poudre altérante de Plumer . . . 12 grains.
Extrait de dent de lion . . . . . 3 gros.
Gomme ammoniaque. . . . . . . 2 gros.
Scille en poudre . . . . demi-gros.

Faites des pilules de trois grains chacune.

On en prend cinq, trois ou quatre fois par jour, et l'on boit par-dessus chaque dose un bouillon fait avec les plantes chicoracées et un peu de beurre frais.

Ces pilules sont particulièrement utiles, après les fièvres intermittentes, dans certains cas d'engorgemens du ventre avec infiltration des membres inférieurs.

AUTRES PILULES FONDANTES.

Prenez Extrait de treffle d'eau. . . . . 2 gros.
——— de ciguë. . . . . 1 gros.

Faites soixante pilules.

On en prend deux par jour, une le matin et l'autre le soir. On boit par-dessus chaque pilule un bouillon de collet de mouton et de dent de lion, ou une verrée d'une forte décoction de squine et de bardane.

(1) *De morbis biliosis*, p. 91.

AUTRES PILULES FONDANTES (1).

Prenez Extrait de Taraxacum . . . . . } de chaque
Savon blanc . . . . } 1 once.
Liq. de terre foliée de tartre, quantité suffisante pour former une masse dont vous ferez des pilules de quatre grains.

On en prend depuis quatre jusqu'à six deux fois dans la matinée, et l'on boit par-dessus chaque dose une verrée de la décoction de chicorée amère.

PILULES FONDANTES DE TRONCHIN.

Prenez Extrait de dent de lion . . . . . 4 gros.
Savon blanc . . . . 2 gros.
Extrait de rhubarbe . . . . 1 gros.
Térébenthine . . . . 1 scrupule.

Faites, avec suffisante quantité de sirop des cinq racines apéritives, une masse que vous partagerez en pilules du poids de quatre grains chacune.

On prend trois pilules à huit, à neuf, à dix et à onze heures du matin, et l'on boit, immédiatement après chaque dose, le quart de la boisson suivante :

Prenez Suc frais de dent de lion . . . . . 4 onces.
Petit-lait clarifié. . . . . 24 onces.
Miel blanc . . . . 2 onces.

Mêlez.

---

(1) *Herrenschwand*, Traité des principales et des plus fréquentes maladies.

Tronchin employoit ces remèdes dans les engorgemens atoniques des viscères abdominaux, vulgairement appelés empâtemens.

PILULES PURGATIVES D'ALTHOF (1).

Prenez Résine de jalap . . . . } de chaque
Savon d'Alicante . . . . } 1 gros.

Faites fondre dans deux gros d'esprit de vin rectifié (alcool à 15 degrés), et lorsque vous aurez obtenu une masse molle et bien liée, faites-la évaporer à un feu doux jusqu'à consistance d'un extrait épais, que vous réduirez en pilules du poids de quatre grains chacune.

On en prend deux le soir en se couchant, et deux autres le matin à jeun, buvant pardessus chaque dose une verrée d'orgeat ou seulement d'eau fraîche.

J'emploie souvent cette purgation pour les personnes auxquelles l'habitude de la bonne chère et les excès de table rendent ce genre de remède continuellement indispensable. Ces pilules sont bien préférables aux fameuses pilules qui ont tant de vogue sous le nom de grains de santé du docteur Frank.

---

(1) Murray, *Apparatus med.* T. 1, p. 761.

PILULES STOMACHIQUES DE TRONCHIN.

Prenez Myrrhe choisie . . . . 4 gros.
Extrait de petite centaurée. . . 2 gros.
Baume du Pérou . . . . 2 scrupules.

Faites, selon l'art, des pilules du poids de trois grains chacune.

On en prend quatre le matin, à midi et le soir, et l'on boit par-dessus chaque dose une tasse d'une légère infusion de fleurs de camomille romaine et de feuilles de menthe poivrée.

PILULES STOMACHIQUES DE WEDEKIND (1).

Prenez		
	Fiel de taureau récent et épaissi,	de chaque 3 gros.
	Extrait de gentiane	
	Rhubarbe en poudre	
	Limaille de fer.	1 gros.

Faites des pilules du poids de deux grains.

On en prend depuis huit jusqu'à douze, trois heures avant le dîner; on en prend autant quatre ou cinq heures après ce repas. Elles sont très-efficaces contre les acides des premières voies auxquels les hypocondriaques, les femmes hystériques, les jeunes filles chlorotiques et les goutteux sont si sujets. Wedekind décrit une sorte de carie

(1) *De morb. prim. viarum vera notitia et curatione.* Norimbergæ, 1797, in-4.°

des dents provenant de ces acides, et dans laquelle ces pilules sont d'une merveilleuse efficacité.

AUTRES PILULES STOMACHIQUES.

Prenez		
Prenez Extrait de quinquina	} de chaque 1 gros.	
——— de chardon bénit		
——— de gentiane.		
——— de rhubarbe.		

Mêlez et incorporez. Faites des pilules du poids de quatre grains.

On en prend une ou deux le matin, à midi et le soir, et l'on boit par-dessus une tasse d'infusion de feuilles de menthe poivrée convenablement sucrée.

POMMADE ADOUCISSANTE ET BALSAMIQUE.

Prenez Eau-de-vie	de chaque 1 once.
Fleur de farine de froment . . .	
Sucre le plus blanc	
Blanc d'œuf frais	
Térébenthine	
Huile d'olive	
Miel blanc ou de Narbonne . . .	

On commence par mêler ensemble la térébenthine et le miel; on ajoute ensuite peu à peu les autres ingrédiens, ayant soin de remuer doucement le mélange. Il en résulte une pommade ou onguent que l'on étend sur des linges fins, et dont on recouvre les parties blessées ou ulcérées.

Cette composition est éminemment utile dans les plaies très-douloureuses, soit récentes, soit chroniques, accompagnées d'une vive irritation. J'en ai éprouvé les heureux effets un très-grand nombre de fois. Toute composée de remèdes domestiques, elle est bien supérieure par son efficacité à des onguens plus coûteux et plus célèbres.

POMMADE ANTIPSORIQUE DE JASSER (1).

Prenez Vitriol blanc (sulfate de zinc),
Fleurs de soufre (soufre sublimé),
Baies de laurier . . . . de chaque 1 once.
Huile de lin ou d'olive, quantité suffisante pour donner la consistance de pommade.

On se frotte la paume des mains matin et soir avec gros comme une noisette de cette pommade. Elle est un remède sûr contre les gales invétérées et les plus rebelles. Voici le plan de traitement suivi par l'auteur. Il purge d'abord le malade, lui fait prendre des bains, et pendant quatre semaines la poudre antipsorique décrite, quelques pages plus bas, sous son nom. Il lui administre alors le topique ci-dessus, et

(1) Jos. Jac. Plenck, *Doctrina de morbis cutaneis.* Viennæ. Graeffer, 1783, in-8.°, p. 45.

la gale la plus opiniâtre, la plus ancienne ne tient pas à ce traitement méthodique.

POMMADE CONTRE LA TEIGNE (1).

Prenez Charbon de bois pulvérisé . . . . . 1 once.
Fleurs de soufre (soufre sublimé), 2 onces.
Cérat ordinaire. . . . . 5 onces.

Mêlez et incorporez.

On fait tomber d'abord les croutes de la teigne, en les recouvrant tous les jours avec des cataplasmes de farine de lin cuite dans de l'eau, ou mieux encore dans une décoction de fleurs de sureau. Lorsque les surfaces ont été ainsi découvertes, on les recouvre tous les jours d'une couche mince de cette pommade étendue sur un morceau de linge fin. On renouvelle ce pansement deux ou trois fois par jour. Je connois l'efficacité de cette pommade par une longue expérience.

---

(1) Voy. Dissertation sur la teigne, par *L. S. Gallot. Paris*, 1802. — M. *Alibert*, Description des maladies de la peau, observées à l'hôpital St-Louis, 1806. — M. *Gardien*, Traité des accouchemens, 1807.

AUTRE POMMADE CONTRE LA TEIGNE.

Prenez Onguent rosat . . . . 6 onces.
Cérat de Galien . . . . . . 3 onces.
Sel marin (muriate de soude), 1 once et demie.

Mêlez et incorporez.

On enduit avec un peu de cette pommade toutes les surfaces ravagées par la teigne, le matin et le soir. Le bochet simple suffit avec ce topique pour dissiper entièrement cette maladie. On purge plusieurs fois à la fin du traitement.

POMMADE CONTRE LES DARTRES.

Prenez Cinabre . . . . 1 gros.
Camphre . . . . 1 scrupule.

Incorporez avec une once de cérat ordinaire.

On étend une couche mince de cette pommade sur un morceau de linge fin dont on recouvre la dartre. On renouvelle ce pansement deux fois par jour au moins.

M. Alibert emploie souvent et avec un grand succès cette pommade, soit à l'hôpital St-Louis , soit dans sa pratique à Paris.

POMMADE

CONTRE LES INDURATIONS DU SEIN.

Prenez	Huile d'olive	de chaque 2 onces.
	Eau de chaux	
	Savon blanc rapé	
	Blanc d'œuf.	

Mêlez et battez ensemble jusqu'à ce qu'il en résulte une pâte ou pommade dont on imbibera des linges fins que l'on appliquera sur la tumeur, et que l'on renouvellera quatre fois par jour au moins.

POMMADE

CONTRE LES ULCÈRES CANCEREUX.

Prenez	Suc exprimé de grande joubarbe,	de chaque 2 onces.
	Huile d'olive ou d'amandes douces	

Mêlez et battez ensemble jusqu'à ce qu'il en résulte une pâte ou pommade dont on imbibe des linges ou de la charpie que l'on applique sur les ulcères cancereux.

J'ai souvent employé la même formule en lavement, ayant soin de doubler la dose de l'huile, pour soulager les ulcérations cancereuses de l'intestin rectum. J'en ai vu d'heureux effets. Van-Swieten faisoit cesser les douleurs atroces qui caractérisent les cancers auxquels on peut atteindre par des applications topiques, en les recouvrant de linges fins ou de plumaceaux de charpie, sur lesquels on étendoit une couche épaisse d'onguent nutritum et d'onguent populéum mêlés ensemble à partie égale(1). Un célèbre chirurgien de Lyòn a réussi souvent à calmer ces atroces douleurs par l'ammoniaque liquide étendu d'eau. J'ai été témoin deux fois de ces heureux effets. Il employoit, je crois, depuis deux jusqu'à quatre gros d'ammoniaque pour une pinte d'eau ; il trempoit dans cette solution des linges fins dont il recouvroit la partie ulcérée. Cette observation fera grand plaisir aux médecins qui établissent leur théorie médicale sur une fausse application de la chimie aux lois des corps vivans, et qui pensent que la dégénération cancereuse est de nature acide, et que les alkalis sont les plus sûrs moyens de la combattre ou d'en arrêter les progrès.

POMMADE D'ALPHONSE LEROY

CONTRE LE GOÎTRE.

Prenez Sain-doux récent . . . . 1 once.

Faites fondre à un feu doux, et ajoutez un œuf frais dont on aura enlevé la coquille. Battez le tout ensemble jusqu'à ce qu'il en résulte une pommade épaisse.

On l'applique sur le cou, et on la renou-

(1) Ruef, *Consultationes medicæ*. Augustæ Vindelicorum, 1777, in-8.° p. 97.

velle toutes les vingt-quatre heures. L'effet de cette pommade est lent ; mais elle dissipe les tumeurs du cou susceptibles de résolution en trois ou quatre mois, et aussi complètement que peuvent le faire des formules plus compliquées. Beaucoup de personnes remarqueront que c'est encore ici un de ces remèdes singuliers auxquels Alphonse Leroy, très-habile médecin d'ailleurs, se plaisoit à attacher son nom. Je n'aurois point parlé de cette pommade, si je n'avois vu deux goîtres considérables guéris par son usage, sans aucun autre remède intérieur, ni aucun soin de régime.

POMMADE DE FORDYCE
DANS LA CHAUDE-PISSE CORDÉE (1).

Prenez Graisse de mouton récente. . . . . 2 onces.
Huile d'olive . . . . 4 gros.

Faites fondre à une douce chaleur.

On engraisse très-souvent avec un peu de cette pommade le gland, le prépuce, les bourses et le périnée. On consomme dans le jour la quantité de pommade formulée

(1) Précis sur les mal. vénér., par M. *Fordyce*, traduit par M. *Fouquet*. Grenoble, 1791, p. 23.

ci-dessus. Les bains locaux d'huile d'olive tiède ne sont pas moins efficaces ; ils sont d'ailleurs plus commodes, et je les prescris plus souvent.

POMMADE DE M. ALIBERT
CONTRE QUELQUES ÉRUPTIONS CHRONIQUES DE LA PEAU (1).

Prenez Turbith minéral (sulfate jaune de mercure) . . . . 1 gros.
Axonge. . . . . 1 once.

Mêlez et incorporez.

On étend un peu de ce mélange sur les dartres ou autres éruptions cutanées que l'on veut dissiper. La dose de cette application topique est en général indéterminée, et doit être réglée d'après l'effet plus ou moins actif ou rapide que l'on veut produire, et l'intensité du mal local à combattre.

---

(1) Voy. le grand ouvrage de cet auteur sur les maladies de la peau, cahier des syphilides.

POMMADE MERCURIELLE

CONTRE LA BLENNORRHAGIE DU GLAND (*BLENNORRHAGIA BALANI*).

Prenez Beurre frais. . . . . 4 onces.
Cire vierge liquéfiée . . . . 3 gros.
Précipité rouge bien pulvérisé (oxide de mercure rouge) . . } de chaque 1 gros.
Camphre . . . . }

Faites une pommade.

On engraisse le gland légèrement avec un peu de cette pommade tous les soirs en se couchant, pendant quinze jours. L'eau phagédénique étendue dans une suffisante quantité d'eau commune, forme un bain local plus simple, et non moins efficace, comme je l'ai maintes fois éprouvé. Lorsque j'emploie ce mélange, ce qui m'arrive le plus souvent, j'augmente d'une petite quantité chaque jour l'eau phagédénique, et il est bien rare qu'en huit ou dix jours le malade ne soit pas entièrement guéri. Je connois des médecins qui emploient avec succès contre la blennorrhagie du gland, des bains locaux avec une eau de chaux concentrée, mêlée à une décoction forte de quinquina.

POMMADE MERCURIELLE DE SANCHÉS (1).

Prenez Mercure cru purifié . . . . 4 onces.
Miel de Narbonne. . . . . 4 gros.

Triturez jusqu'à extinction, ajoutez ensuite

Camphre en poudre. . . . . 4 gros.
Beurre de cacao . . . . 8 onces.

Triturez ensuite pendant soixante-dix heures.

On se frotte un des membres supérieurs ou inférieurs tous les soirs, après un léger souper, avec deux gros ou demi-once de cette pommade. On prend un grand bain tiède le lendemain.

POMMADE OU ONGUENT ADOUCISSANT DE TRONCHIN.

Prenez Huile de roses. . . . . } de chaque
Axonge de porc . . . . } 2 onces.
Cire jaune récente . . . . }

Faites liquéfier à un feu doux, et formez une pommade ou onguent dans lequel vous incorporerez un gros d'opium purifié.

Tronchin employoit cette pommade étendue sur des linges fins pour les tumeurs du sein accompagnées de douleur, de dureté et d'irritation. Il faisoit renouveler le pan-

(1) Encycloped. Éd. in-4.° T. XXXV, p. 97.

sement

sement toutes les douze heures. Il a dissipé par ce seul topique un grand nombre de ces tumeurs qui ne participoient point cependant à la dégénération squirreuse.

POMMADE PRÉSERVATIVE
DE LA CONTAGION VÉNÉRIENNE.

Prenez Calomel. . . . . 1 gros.
Laudanum liquide (vin d'opium composé). . . . . 2 gros.
Cérat de Galien. . . . . 1 once.

Mêlez longuement, incorporez, et aromatisez avec une goutte d'essence de roses.

On enduit le gland avec un peu de cette pommade, une heure avant la communication avec une femme infectée. Cette composition n'est pas seulement préservative, mais elle est aussi émiriemment aphrodisiaque. De vieux libertins qui en font un usage journalier, conservent leur force et leur santé dans l'habitude du vice, et au milieu de la plus honteuse dépravation. Assalini a indiqué, je crois, une pommade à peu près semblable, dans le même but prophylactique. Le docteur Spangenberg, médecin à Brunswick, a publié aussi une composition analogue à la nôtre, que je crois pourtant moins sûre, et dont je publie ici la formule, comme terme de comparaison (1).

Prenez Sublimé corrosif (muriate de mercure
corrosif). . . . . 2 grains.
Teinture d'opium. . . . . 1 gros.
Eau de roses . . . . 4 onces.
Mêlez.

On se lave la verge, ayant d'abord découvert le gland, avec un peu de cette solution, immédiatement après la communication suspecte, ou au plus tard deux heures après. Lorsqu'on a essuyé la partie soigneusement lavée, et qu'on a retiré le prépuce sur le gland, on y instille quelques gouttes de cette liqueur. L'auteur regarde son remède comme infaillible; il assure même avoir préservé par cette lotion des hommes qui communiquoient avec des femmes infectées, ayant déjà aux parties des écorchures ou excoriations.

---

(1) Annales de littérature médicale étrangère. T. 1, pag. 485 et 486. *Gand. Frimaire.* An XIV., 6.e cahier.

POMMADE POUR LES BRULURES.

Prenez Cérat de Galien ou cérat de Goulard, 2 onces.
Laudanum liquide (vin d'opium composé), depuis 2 jusqu'à 4 gros.
Fine fleur de farine de froment, suffisante quantité pour épaissir.

Mêlez et incorporez.

On étend une couche mince de ce cérat composé sur du linge fin, avec lequel on recouvre les plaies.

POMMADE POUR LES DENTS.

Prenez Huile de noix muscade. . . . . 3 gros.
—— de cajéput. . . . . 1 gros.
Camphre . . . . } de chaque
Opium. . . . . } 1 scrup.

Mêlez et faites une pommade ou opiat, dont on met une petite quantité dans le trou de la dent cariée. La douleur cesse au bout d'une heure, quelquefois même sur le champ.

Je ne connois pas de composition plus efficace et plus sûre contre le mal de dents habituel.

POMMADE POUR LES DARTRES.

Prenez Cérat de Saturne . . . . } de chaque
Onguent populéum . . . . } 1 once.
Camphre en poudre . . . . 2 gros.

Mêlez, incorporez, et faites une pommade.

On recouvre la dartre d'un linge fin, sur lequel on étend une couche mince de cette pommade.

AUTRE POMMADE POUR LES DARTRES.

Prenez Litharge (oxide de plomb demi-vitreux) . . . . } de chaque
Vinaigre . . . . } 8 onces.
Huile d'olive . . . . 4 onces.

Faites cuire ensemble et réduisez à moitié.

On étend un peu de ce topique sur un morceau de linge fin, et l'on en recouvre la dartre. Ce pansement a lieu deux ou trois fois par jour.

POMMADE RÉSOLUTIVE

DANS LES AFFECTIONS DARTREUSES.

Prenez Suie de four de boulanger . . . . . 2 onces.
Blancs d'œufs frais . . . . n.° 6.

Battez ensemble et long-temps, jusqu'à ce qu'il en résulte une pommade.

On en étend une couche plus ou moins épaisse sur la dartre, et on l'y maintient avec un morceau de linge fin. Ce topique n'est pas moins efficace contre la teigne que la pommade avec le charbon de bois pilé, le soufre et le cérat de Galien, si usitée dans les hôpitaux de Paris.

POMMADE RÉSOLUTIVE DE BARTHEZ CONTRE LES ULCÈRES SCORBUTIQUES (1).

Prenez Huile d'olive . . . . 4 onces.
Cire blanche . . . . 1 once.
Sel de Saturne (acétate de plomb), 3 gros.
Camphre . . . . 2 gros.
Mêlez et incorporez.

On étend une couche mince de cette pommade sur un morceau de linge fin, et on en recouvre les surfaces malades.

POTION ADOUCISSANTE DE MARET CONTRE LA DYSSENTERIE (2).

Prenez Semences de lin concassées . . . . 1 gros.
Eau bouillante . . . . 6 onces.
Laissez infuser; coulez après refroidissement, et ajoutez
Sirop de diacode . . . . 4 gros.
Eau de fleurs d'orange . . . . 2 gros.
Mêlez.

On prend cette potion en une ou deux

---

(1) *Consult. de med.* Édit. de M. S. U. Tom. 1, p. 254.

(2) Mémoire pour servir au traitement de la dyssenterie. *Dijon*, 1779.

doses tous les soirs. Je l'ai souvent prescrite, et avec un grand avantage, pour les malades affectés d'entérite, auxquels elle procure le calme des nuits.

POTION ANTISEPTIQUE DE STROMEYER, PROFESSEUR DE CLINIQUE A GOETTINGEN, DANS LES FIÈVRES ADYNAMIQUES.

Faites cuire une once de quinquina concassé dans vingt onces d'eau jusqu'à réduction de seize onces. Partagez cette décoction en deux fioles ; dans la première, que vous désignerez par le n.° 1, vous ajouterez un gros de carbonate de potasse ; et dans la seconde, que vous distinguerez par le n.° 2, vous ajouterez un gros d'acide sulfurique affoibli. — Le malade prend toutes les heures une cuillerée à bouche de la potion n.° 1, et tout de suite après une cuillerée à bouche de la potion n.° 2.

C'est une heureuse combinaison que celle du quinquina avec le gaz acide carbonique, dans le traitement des fièvres adynamiques, et de celles surtout qui sont d'origine bilieuse ou gastrique, et où l'estomac conserve une très-grande irritabilité, lorsque cette faculté semble éteinte ou considérablement diminuée dans la plupart des autres organes ou systèmes d'organes. C'est dans ces vues que divers praticiens ont imaginé de mêler de la levure de bière avec la décoction de quinquina, et que d'autres ont prescrit le quinquina en poudre ou en extrait dans une bière légère, mais très-mousseuse. La formule de Stromeyer est beaucoup plus sûre et efficace que toutes ces préparations informes et irrégulières, par lesquelles on cherche à l'imiter. Long-temps je l'ai adoptée dans ma pratique; mais depuis quelques années, les pharmaciens, dans la plupart des grandes villes de France, étant pourvus de machines à compression, au moyen desquelles on peut fouler dans les liquides divers gaz médicamenteux, je trouve plus commode et plus exact de prescrire une décoction concentrée de quinquina, que je fais saturer avec six fois son volume de gaz acide carbonique, et que j'ordonne au malade par tasses à café toutes les heures. Il n'est pas rare que la préparation ci-dessus excite une dérivation salutaire sur le gros intestin, et des selles abondantes avec turgescence hémorroïdale. C'est un effet ordinaire du gaz acide carbonique dont nous avons déjà parlé.

POTION ANTIVOMITIVE.

Prenez Racine de colombo. . . . . 1 gros.

Faites cuire dans dix onces d'eau jusqu'à réduction de six onces. Dans la colature refroidie, ajoutez

Sel d'absynthe (carbonate de potasse) . . . . 1 scrupule.
Suc de citron. . . . . 6 gros.
Laudanum liquide de Sydenham (vin d'opium composé). . . . 24 gouttes.

Mêlez.

La dose est d'une cuillerée à bouche tous les quarts-d'heure ou toutes les demi-heures. Cette potion est très-propre à dissiper les vomissemens spasmodiques, et particulièrement ceux qu'éprouvent les femmes grosses, les hystériques et les individus atteints d'un squirre commençant à l'estomac, etc.

POTION APÉRITIVE.

Prenez Extrait de millefeuille. . . . . . . 4 gros.
Infusion légère de camomille . . . 6 onces.
Terre foliée de tartre (acétate de potasse). . . . . 2 gros.
Eau de cannelle orgée . . . . 2 onces.

Mêlez.

On prend une cuillerée à bouche de cette potion, le matin, à midi et le soir. L'on boit, immédiatement après, une grande verrée d'un bouillon fait avec quatre onces de collet de mouton, et une poignée de feuilles de chicorée amère, de dent de lion et de cresson de fontaine.

Cette potion est particulièrement utile dans les engorgemens des viscères abdominaux qui succèdent aux fièvres intermittentes, et dans certains états d'inertie des organes digestifs accompagnant l'hypocondrie.

POTION CONTRE LE CATARRHE SUFFOCANT.

Prenez Racine de zédoaire . . . . 1 gros.
Camphorata. . . . . 1 pincée.

Faites cuire dans huit onces d'eau jusqu'à réduction de cinq onces ; laissez refroidir ; coulez et ajoutez

Sel ammoniac (muriate d'ammoniaque) . . . . 6 grains.
Esprit de nitre dulcifié (alcool nitrique) . . . . 6 gouttes.
Oximel scillitique . . . . 1 once.

Mêlez.

On prend cette potion en quatre doses. On met deux heures d'intervalle d'une dose à la suivante. J'ai souvent employé, et souvent avec un succès remarquable, cette potion stimulante de l'organe pulmonaire, contre le catarrhe suffocant. J'ai fait concourir quelquefois avec cette potion, selon la méthode de Barthez, des pilules d'extrait d'aconit-nappel, combiné pour les femmes hystériques avec l'assa-fœtida, et avec le kermès minéral pour les vieillards dont le catarrhe suffocant tient souvent à une congestion passive des poumons, née elle-même d'une dilatation anévrismatico-variqueuse du cœur ou des veines pulmonaires.

POTION CONTRE LE HOQUET SPASMODIQUE.

Prenez Huile essentielle de cannelle . . . 2 gouttes.
————— de menthe poivrée, 3 gouttes.
Esprit de menthe poivrée . . . . . 1 once.
Sirop de guimauve . . . . 3 onces.
Eau distillée de menthe poivrée . . 4 onces.
Mêlez.

Une cuillerée toutes les heures ou toutes les deux heures. Si le hoquet dépendoit de la phlogose de l'estomac, ce qui arrive fort souvent, cette potion auroit les plus malheureux effets. Elle ne convient que dans les hoquets provenant de spasme.

POTION

CONTRE LES HÉMORRAGIES UTÉRINES ATONIQUES.

Prenez Teinture de cannelle . . . . 4 gros—1 once.
Laudanum liquide (vin d'opium composé) . . . . 15 gouttes.
Sirop de grande consoude , 2 onces.
Eau commune . . . . 4 onces.

Mêlez.

Une cuillerée tous les quarts-d'heure ou toutes les demi-heures, ou seulement toutes les heures, selon l'urgence des cas.

On peut voir dans la matière médicale de Murray, à l'article *cannelle*, les éloges que Van-Swieten et les autres médecins de Vienne prodiguoient à la teinture de cannelle dans ces sortes d'hémorragies. Ils alloient jusqu'à la considérer comme un spécifique contre ces pertes, aussi certain que le quinquina à l'égard des fièvres intermittentes. Je puis assurer l'avoir employée plus de trois cents fois avec un succès admirable, pourvu toutefois que la perte ne fût point entretenue par une affection organique de l'uterus ; et dans ce cas encore, la malade en étoit toujours fort soulagée. La teinture de cannelle étant dans cette formule l'ingrédient principal, il faut bien prendre garde que le pharmacien n'y substitue l'eau de cannelle orgée ou l'eau de cannelle simple, comme cela arrive souvent. Je ne connois à Lyon que deux pharmaciens qui aient de la teinture de cannelle, et je ne suis pas sûr que la formule ci-dessus soit fidèlement exécutée lorsqu'elle ne l'est pas dans leurs officines. Murray se plaignoit aussi de ce qu'on trouvoit si rarement cette utile préparation dans les dispensaires. (*In paucissimis officinarum breviariis exstat. Appar. med.* Tom. IV, pag. 438). Ces observations, toutes minutieuses qu'elles peuvent paroître, ne seront point inutiles pour les médecins des petites villes, où les pharmaciens ne sont pas aussi bien pourvus que dans les grandes, et substituent sans scrupule un remède qu'ils ont sous la main à un autre qui leur manque, et qui leur semble de même nature.

AUTRE POTION

CONTRE LES HÉMORRAGIES UTÉRINES ATONIQUES.

Prenez Acide sulfurique affoibli . . 15 à 20 gouttes.
Sirop de diacode . . . . } de chaque
Eau de cannelle orgée . . . . . } 1 once.
Eau commune . . . . 6 onces.

Mêlez.

On prend une cuillerée à bouche de cette potion tous les quarts-d'heure ou toutes les demi-heures ou toutes les heures selon le besoin. J'emploie souvent cette potion, non pas seulement dans les pertes rouges de l'utérus, mais aussi dans beaucoup de crachemens de sang qui dépendent d'une congestion passive sur les poumons, et dans lesquels il ne faut pas craindre de stimuler doucement ces organes. Les hémorragies atoniques sont les seules où l'on puisse employer les astringens avec sûreté. Dans les autres cas, on peut bien supprimer par leur usage l'écoulement du sang ; mais c'est une fausse guérison qui ne trompe que le vulgaire ; on ne fait que changer alors la forme de la maladie, convertir l'hémorragie en phlogose, ou, pour parler avec plus de précision, le mode hémorragique en mode inflammatoire. Il me semble que le gaz acide carbonique produit un effet tout contraire ; et pour réparer ici une omission que j'ai faite en parlant de ce gaz, il paroît qu'il dissipe les phlegmasies des membranes muqueuses, en déterminant dans les parties enflammées un effort hémorragique, comparable peut-être à la dilatation active des tissus érectiles. Au reste, l'emploi des astringens dans les flux sanguins a besoin d'être plus sévèrement déterminé ; c'est une question complexe, dont la solution tient à une théorie plus parfaite des hémorragies. Beaucoup de ces pertes qui paroissent actives ne le sont point, ou ne sont telles qu'en apparence ; elles tiennent à des spasmes, à l'habitude des concentrations nerveuses. C'est alors que les astringens doux, combinés avec les antispasmodiques, et surtout avec l'opium, le plus puissant de tous, opèrent des prodiges. Le pouls devient plus fréquent et plus fort pendant les hémorragies ; l'activité du cœur semble alors s'exalter. C'est un fait qu'Haller a mille fois constaté dans ses vivisections ou expériences sur les animaux vivans. Cet état passager et relatif de la circulation a pu tromper beaucoup d'observateurs d'ailleurs très-intelligens.

AUTRE POTION
CONTRE LES HÉMORRAGIES UTÉRINES.

Prenez Acide sulfurique affoibli, de 15 à 30 gouttes.
Laudanum liquide (vin d'opium composé). . . . . 30 gouttes.
Sirop de grande consoude. . . . 5 onces.
Eau commune . . . . 5 onces.

Mêlez.

Une cuillerée à bouche tous les quarts-d'heure, toutes les demi-heures, ou toutes les heures, selon l'exigence des cas. Cette formule diffère peu de la précédente.

POTION

CONTRE LES VOMISSEMENS SPASMODIQUES.

Prenez Ipécacuanha en poudre, depuis 2
jusqu'à 4 grains.
Alkali minéral . . . . 10 grains.
Sirop de diacode . . . . 1 once.
Eau de menthe simple . . . . . . 6 onces.
Mêlez.

Une cuillerée toutes les heures, ou seulement toutes les deux ou trois heures.

Cette potion change le mode d'irritation, et c'est sans doute à cette seule circonstance que tient son efficacité. On me demandera peut-être ce que j'entends par vomissemens spasmodiques, et je me hâte de répondre, quoique j'aie déjà prévenu cette question, que j'entends par ce mot les vomissemens que provoque la grossesse, ceux qui naissent de l'affection hystérique, et beaucoup d'autres dépendans d'affections organiques incurables de l'estomac, etc.

Je connois les heureux effets de cette formule par une longue expérience, et j'en ai obtenu la guérison de vomissemens invétérés, dans les cas mêmes où le gaz acide carbonique, remède si puissant alors, avoit été infructueux. Je me rappelle, avec un plaisir infini, avoir guéri en 1813, par l'usage seul de cette potion, madame G., de St-Vallier, qui vomissoit depuis dix ans, deux ou trois fois par semaine, les alimens et les boissons. Elle m'avoit été adressée par mon ami le docteur Raymond, professeur de chimie à Lyon, et l'un des hommes les plus instruits et les plus estimables que je connoisse. Les vomissemens cessèrent pendant quatre ans ; ils se sont renouvelés l'an passé, mais avec moins de violence et à de plus longs intervalles ; je les calmai de nouveau et assez promptement ; mais par d'autres remèdes plus simples ; et j'ai tout lieu de croire que la malade a continué de se bien porter.

POTION DE DE HAEN
POUR DISSIPER LES FLATUOSITÉS (1).

Prenez Émulsion simple. . . . . 6 onces.
Laudanum liquide (vin d'opium composé) . . . . 10 gouttes.
Eau de cannelle simple . . . . . 1 once.
Mêlez.

A prendre par cuillerée de quart-d'heure en quart-d'heure. De Haën employoit surtout cette potion dans les flatuosités incommodes

(1) *Rat. med.* P. XI, cap. IV. *De vario hydrope.*

modes qui suivent l'opération de la paracentèse.

AUTRE POTION DE DE HAEN
CONTRE LES FLATUOSITÉS (1).

Prenez Eau de menthe simple . . . . 6 onces.
Esprit de menthe poivrée . . . } de chaque
Sirop de menthe poivrée . . . . } 1 once.
Huile essentielle de menthe poivrée, réduite en oleo-saccharum avec demi-once de sucre . . . . 6 gouttes.
Mêlez.

La dose est d'une cuillerée tous les quarts-d'heure. Cette potion, au rapport de de Haën, calme d'une manière merveilleuse les spasmes de l'estomac nés de flatuosités.

POTION DE JOSEPH FRANK FILS
CONTRE LA CHLOROSE (2).

Prenez Eau de fontaine . . . . 10 onces.
—— de fleurs d'orange . . . . 2 onces.
Elixir acide de Haller . . . . demi-gros.
Sirop de violettes. . . . . 1 once.
Mêlez.

La dose est de deux onces toutes les deux heures. On consomme en quinze ou dix-huit heures toute la potion.

---

(1) *Prælectiones.* Coloniæ Allobrog. T. 1, p. 607.
(2) *Ratio inst. med. Ticin. Pars secunda.* Cap. XII.

Joseph Frank préfère cette potion à tous les remèdes les plus vantés, dans le début de la chlorose et des maladies chlorotiques.

POTION DE KOEMPF
CONTRE LES DIARRHÉES TRÈS-DOULOUREUSES (1).

Prenez Semences de lin . . . . 2 gros.
Tête de pavot blanc concassée . . . . n.° 1.

Faites cuire pendant un quart-d'heure dans suffisante quantité d'eau. A la colature, qui sera de huit onces, ajoutez

Jaune d'œuf frais. . . . . n.° 1.

On consomme cette potion par cuillerées à bouche dans les vingt-quatre heures.

POTION DE MULLER
CONTRE LES PERTES DE SANG ASTHÉNIQUES (2).

Faites fondre douze grains d'alun (sulfate acide d'alumine et de potasse) dans huit onces d'eau; ajoutez

Acide sulfurique . . . . 8 gouttes.
Sirop de violettes ou de grande consoude . . . . 4 onces.

Mêlez.

On en prend une cuillerée tous les quarts-d'heure, ou toutes les demi-heures, ou seu-

---

(1) *Enchiridium med.* Ed. Kortum. *Cœliacus fluxus.*

(2) *Diss. de solutione aluminis vitriolata.* Giess., 1757, in-4.°, ou bien *Adnotat. ad R. Mead monita et præcepta medica.*

lément toutes les heures, selon l'urgence des cas. On peut boire par-dessus chaque dose un demi-verre d'eau glacée et nitrée.

POTION DE QUARIN
DANS LA DYSSENTERIE (1).

Prenez Racine de salep . . . . 1 gros.

Faites bouillir pendant un quart-d'heure dans suffisante quantité d'eau. A la colature, qui sera de quatorze onces, ajoutez.

Laudanum liquide (vin d'opium composé) . . . . 15 gouttes.
Sirop de diacode . . . . 4 gros.

On donne au malade une once de cette décoction toutes les heures ou toutes les deux heures.

POTION DIURÉTIQUE
DANS LES CAS DE LEUCOPHLEGMATIE.

Prenez Feuilles de digitale pourprée . . . 1 scrupule.

Faites cuire dans huit onces d'eau jusqu'à réduction de six onces. Ajoutez dans la colature

Sirop de guimauve . . . . 2 onces.

A prendre par cuillerées. On consomme une semblable potion toutes les vingt-quatre heures. Lorsque la digitale pourprée

(1) *Animadvers. pract.*

excite des nausées et des vomissemens, je préviens ou je corrige ces mauvais effets, en ajoutant à la formule ci-dessus depuis un scrupule jusqu'à demi-gros de liqueur anodine minérale d'Hoffmann (alcool éthéré).

POTION DIURÉTIQUE D'ASTRUC (1).

Prenez Eau de lis	. . . .	6 onces.
Huile d'amandes douces	. . . .	de chaque 2 onces.
Suc de limon	. . . .	
Sirop de violettes	. . . .	4 gros.

Mêlez.

A prendre par cuillerées toutes les demi-heures. Elle convient surtout dans la néphrite. On boit par-dessus chaque dose une tasse ou verrée d'eau de semences de lin édulcorée avec le sirop de capillaire.

POTION ÉMÉTIQUE OU VOMITIVE.

Prenez Ipécacuanha en poudre	. . . . . .	10 grains.
Kermès minéral	. . . .	1 grain.
Eau de cannelle orgée	. . . . . .	4 gros.
Eau commune	. . . .	6 onces.

Mêlez.

On prend cette verrée en une seule dose. Pendant l'effet du remède, on boit du thé

(1) *Tract. therap.* Genevæ, 1743, p. 39.

dans une pinte duquel on fait fondre un quart de grain de tartre stibié, ou un grain du tartre émétique de Lemery. Cette boisson n'ajoute rien à l'effet vomitif du remède ; mais le tartre émétique acquiert, par son mélange avec le thé, une qualité diaphorétique, qui ajoute une seconde médication à la première. J'emploie quelquefois cette préparation dans les fièvres muqueuses avec embarras muqueux de l'estomac, au début desquelles il est nécessaire de faire vomir.

POTION EXPECTORANTE, IMITÉE DE MURRAY (1).

Prenez Gomme ammoniaque . . . 1 scrupule.
Oximel scillitique . . . . 1 once.
Sirop de polygala de Virginie . . . . 1 once et demie.
Eau de pouliot . . . . . . 5 onces.
Mêlez.

On prend cette potion par cuillerées à bouche dans les vingt-quatre heures. Elle est fort utile dans certains cas d'hydrothorax et de catarrhe pulmonaire chronique pour favoriser l'expectoration.

(1) J. A. Murray, *App. med.* Vol. VI, p. 192.

POTION FÉBRIFUGE DE CHARLES GIANELLA,

FORMULE CORRIGÉE PAR HALLER (1).

Prenez Racine d'ipécacuanha concassée, depuis demi-gros jusqu'à 1 gros.

Crême de tartre (tartrate acidule de potasse).	de chaque 2 gros.
Ecorce d'orange.	

Faites cuire dans douze onces d'eau jusqu'à réduction de huit onces ; ajoutez dans la colature

Oximel scillitique. . . . . 2 onces.

On en prend quelques cuillerées dans l'intervalle des accès d'une fièvre intermittente ou rémittente. On augmente ou l'on diminue la dose, de manière à mettre l'estomac dans un état continuel de perturbation qui n'aille cependant point jusqu'au vomissement. J'ai quelquefois employé cette potion en substituant à l'oximel un gros de liqueur anodine minérale d'Hoffmann. C'est ainsi qu'on la prescrivoit de mon temps à la Clinique de Montpellier. Malgré cette correction, elle cause aux malades une angoisse inexprimable, et il en est bien peu qui se décident à en continuer l'usage.

---

(1) *De admir. ipec. virtute in curandis febribus.* Pat. 1754. *In Halleri collect. diss. pract.* T. V, n.° 155.

POTION

POUR DIMINUER LA SECRÉTION SURABONDANTE DU LAIT APRÈS L'ACCOUCHEMENT.

Prenez Eau de lis . . . . 6 onces.
Sel de tartre (carbonate de potasse). . . . . 1 scrupule.
Sirop de guimauve. . . . . 3 onces.
Eau de fleurs d'orange. . . . . . 1 once.

Mêlez pour une potion à consommer par cuillerées à bouche dans les vingt-quatre heures.

On fomente en même temps les seins avec une forte solution de savon fondu dans une décoction de têtes de pavot. — Dans les cas les plus graves de cette secrétion excessive, je fais donner en même temps un lavement émollient auquel on ajoute un scrupule de carbonate de soude, et l'on réitère ce lavement deux fois dans les vingt-quatre heures.

POTION PURGATIVE

DANS LES CAS D'APOPLEXIE.

Prenez Tartre émétique (tartrite de potasse antimonié) . . . . 3 ou 4 grains.
Sirop de quinquina . . . . . 4 onces.

Broyez ensemble ces deux substances, et versez ensuite dessus

Eau de lis . . . . 3 onces.
—— de cannelle orgée. . . . . . . 1 once.

On prend cette potion par cuillerées tous

les quarts-d'heure, ou toutes les demi-heures, ou toutes les heures.

Ce remède n'excite guère le vomissement; mais il détermine presque toujours d'abondantes selles, au grand soulagement des malades. On sait que le quinquina châtre la vertu émétique du tartre stibié, et c'est ce qui a lieu dans la combinaison ci-dessus.

POTION PURGATIVE DE LÉAK.

Prenez	Huile de ricin battue avec un jaune d'œuf	de chaque 1 once.
	Manne choisie.	
	Magnésie (carbonate de magnésie)	2 gros.
	Eau d'hysope	8 onces.

Mêlez.

La dose est d'une cuillerée à bouche à six heures du matin, à huit heures, à dix heures et à midi. On boit par-dessus chaque dose une tasse de thé. — Léak employoit ce purgatif dans la fièvre puerpérale. Je l'emploie quelquefois aussi, et dans des maladies où l'on ne sauroit purger des intestins irritables ou déjà enflammés, sans un extrême ménagement.

POTION PURGATIVE DE VITET
CONTRE LES AIGREURS DE L'ESTOMAC (1).

Prenez Rhubarbe concassée . . . . 1 gros.
Eau commune . . . . 12 onces.

Faites cuire jusqu'à réduction de moitié; coulez et ajoutez

Magnésie blanche (carbonate de magnésie). . . . . 1 gros.
Essence d'anis . . . . 2 à 4 gouttes.

Pour prendre le matin à jeun en une seule dose. On réitère tous les deux jours. On prend ce remède quatre fois.

POTION STIMULANTE ET TONIQUE
DU PROFESSEUR PETIOT CONTRE LES FIÈVRES ATAXIQUES ET ADYNAMIQUES (2).

Prenez Thériaque. . . . . } de chaque
Extrait de quinquina . . . . . . } 1 gros.
Elixir vitriolique de Mynsicht (alcool sulfurique) . . . . . 1 scrupule.
Eau de scabieuse ou de chardon bénit. . . . . 8 onces.

Mêlez.

Une cuillerée toutes les demi-heures ou toutes les heures.

---

(1) Médecine expectante. T. II, p. 74.

(2) Journal de la Clinique de Montpellier. Extrait de mes notes manuscrites. *Automne*, 1796.

POTION STOMACHIQUE DE DE HAEN (1).

Prenez Eau de menthe simple. . . . . . . 4 onces.
—— de menthe poivrée . . . . } de chaque
—— de cannelle orgée . . . . . } 1 once.
Sirop de diacode . . . . }
Mêlez.

La dose est d'une cuillerée à bouche une heure avant le déjeûner, le dîner et le souper.

POTION TEMPÉRANTE.

Prenez Eau de laitue ou de pourpier . . . 6 onces.
Nitre purifié (nitrate de potasse), 15 grains.
Sirop de nymphæa . . . . 2 onces.
Eau de fleurs d'orange. . . . . . 2 gros.

Mêlez pour une potion à prendre en deux ou trois doses dans la nuit.

Telle est la composition que j'emploie ordinairement au début des maladies aiguës, et lorsque le malade est tourmenté par la soif, la douleur de tête, la chaleur et l'agitation fébriles, l'insomnie, etc.

---

(1) *Prælectiones*. Coloniæ Allobrog. T. 1, p. 581.

AUTRE POTION TEMPÉRANTE.

Prenez Émulsion simple . . . . 6 onces.
Poudre tempérante de Stalh, 12—15 grains.
Sirop de guimauve ou de groseilles . . . . 1 once.
Eau de fleurs d'orange. . . . 4 gros.
Mêlez.

Cette potion convient dans les mêmes cas; elle est peut-être moins tempérante que l'autre : car il n'est pas encore bien démontré que la fameuse poudre de Stalh ne soit pas une composition excitante.

POTION VINEUSE DE TISSOT (1).

Prenez Vin d'Espagne. . . . . }
Eau de fontaine. . . . . } de chaque 2 onces.
Sirop de groseilles . . . . }
Mêlez.

A prendre par cuillerées à bouche plus ou moins rapprochées selon le besoin.

---

(1) Voy. le formulaire de la fièvre bilieuse de Lausanne.

POUDRE ABSORBANTE
DE LA PHARMACOPÉE DE VIENNE (1).

Prenez		
Antimoine diaphorétique		de chaque 2 gros.
Corail rouge préparé		
Yeux d'écrevisses		
Sulfate de fer	1 scrupule.	
Extrait d'opium	10 grains.	

Mêlez bien exactement pour une poudre à partager en vingt-quatre doses égales.

On en prend une ou deux, et tout au plus trois par jour, dans un demi-verre d'eau.

Ce remède est indiqué comme un puissant sudorifique, et comme éminemment bon contre les aigreurs ou rapports acides.

. . . . .

POUDRE ABSORBANTE ET STOMACHIQUE.

Prenez		
Magnésie blanche (carbonate de magnésie)		de chaque 2 onces.
Sucre de lait		
Cascarille en poudre	2 gros.	
Oleo-saccharum de fenouil	6 gros.	

Mêlez.

La dose est d'une cuillerée à café dans un verre d'eau sucrée, le matin, à midi et le soir. Cette poudre est fort utile contre

(1) Voy. l'édition de 1765, in-folio.

les rapports acides avec foiblesse et langueur de l'estomac.

POUDRE ANTISPASMODIQUE DE WEPFER (1)

Prenez Racine de valériane sauvage . . demi-once.
Racine de pivoine . . . . 2 gros.
Râpure de corne de cerf . . . . 3 gros.
Huile de muscade . . . . 3 grains.
Sucre . . . . 3 onces.

Mêlez et partagez en doses d'un gros.

On prend une de ces doses tous les matins à jeun, dans une verrée d'infusion de fleurs de tilleul; on en prend une autre le soir de la même manière. Je prescris souvent cette poudre dans les maladies spasmodiques, et j'en obtiens généralement d'heureux effets, pourvu que les malades en continuent long-temps l'usage.

POUDRE CARMINATIVE ET STOMACHIQUE.

Prenez Sucre de lait. . . . . 4 onces.
Cannelle en poudre. . . . . . . } de chaque 4 scrup.
Semences d'anis. . . . . }
Gingembre . . . . }

Mêlez.

La dose est d'une cuillerée à café le matin, à midi et le soir. Chaque dose doit

(1) *Observationes medico-practicæ de affectibus capitis.* Tiguri, 1745, in-4.°

être délayée dans un demi-verre d'eau sucrée, aromatisée avec quelques gouttes d'eau de fleurs d'orange.

POUDRE CATHARTIQUE.

Prenez Quinquina en poudre.	de chaque 4 gros.
Magnésie blanche (carbonate de magnésie).	

Mêlez bien exactement pour une poudre à partager en doses du poids d'un gros chacune.

On prend une de ces doses tous les matins à jeun dans un verre de thé. Cette poudre est très-efficace contre la constipation. Son effet est bien plus sûr, bien plus constant que la poudre de quinquina et de tartrate acidule de potasse, vantée par Sweidiaur et Vogler contre la même incommodité.

POUDRE CONTRE LA CARIE DES OS (1).

Prenez Assa-fœtida.	4 gros.
Écailles d'huître.	de chaque 2 gros.
Sucre	
Camphre en poudre.	1 scrupule.

Mêlez bien exactement pour une poudre à partager en doses du poids d'un scrupule.

On prend tous les jours deux de ces doses, une le matin à jeun et l'autre le soir.

(1) J. A. Murray, *Apparatus med.* T. I. *Assa-fœtida*, pag. 367 et 368.

Les chirurgiens allemands, et deux des plus célèbres, Richter et Schmucker, ont vanté l'admirable efficacité de l'assa-fœtida contre la carie des os, soit que cette maladie naisse de cause externe, soit qu'elle provienne d'une cause interne et profonde. Je regrette de n'avoir point à citer ici mon expérience ; mais je peux parler des heureux effets que j'ai obtenus de l'assa-fœtida, unie au mercure doux, dans les exostoses d'origine vénérienne. Deux fois j'ai dissipé des tumeurs de cette espèce, anciennes, douloureuses, considérables, par cette utile combinaison employée sur les tumeurs mêmes et à l'intérieur. Une seule considération peut-être détournera de son emploi, c'est l'odeur infecte et insupportable que contracte en peu de jours l'haleine des malades. Nous devons à Hufeland l'heureuse idée d'employer l'assa-fœtida, combinée avec le muriate de mercure doux, dans les maladies vénériennes du système osseux. Il avoit été sans doute conduit à cette pratique par les observations des plus habiles chirurgiens de la Prusse et de l'Allemagne, sur l'utilité de cette gomme-ferule dans les caries osseuses par cause externe.

POUDRE CONTRE LA CHLOROSE.

Prenez		
Anis vert		
Limaille de fer porphyrisée (fer pulvérisé)	de chaque 2 gros.	
Castoréum en poudre		
Cannelle.	de chaque 1 gros.	
Noix muscade.		

Mêlez pour une poudre à partager en vingt doses égales.

On en prend deux par jour, une le matin à jeun et l'autre le soir. On délaye chaque dose dans une légère infusion de safran.

POUDRE CONTRE LA COQUELUCHE.

Prenez	
Kermès minéral (oxide d'antimoine hydro-sulfuré brun).	demi-grain.
Ipécacuanha	1 grain.
Yeux d'écrevisses	de chaque 12 grains.
Gomme arabique	

Mêlez bien exactement pour une poudre à partager en trois doses égales.

On les donne à l'enfant dans les vingt-quatre heures; chaque dose doit être délayée dans une ou deux cuillerées à bouche de thé. La formule ci-dessus est pour un enfant d'un à deux ans.

POUDRE

POUDRE CONTRE LA GOUTTE-SEREINE.

Prenez Pulsatile (*pulsatila nigricans* L.), 16 grains.
Valériane sauvage en poudre, 1 once et demie.

Mêlez bien exactement pour une poudre à partager en trente-deux doses égales.

On prend tous les jours deux de ces doses, une le matin et l'autre le soir, dans un demi-verre d'eau ou dans une autre boisson plus convenable. On peut, après quelque temps, en prendre trois par jour. Cette poudre n'est pas moins efficace contre l'amaurose que les pilules de Richter ou celles de Scarpa, dont je ne donne point ici la composition, parce qu'on la trouve dans la plupart des pharmacopées étrangères. Cette poudre m'est connue par un fréquent usage; je la prescris quelquefois délayée dans une soucoupe remplie de glace pilée, et ce véhicule rend ses effets encore plus actifs.

POUDRE

CONTRE LE RACHITIS ET LE RAMOLLISSEMENT DES OS.

Prenez Écailles d'huître en poudre . . . . . 4 gros.
Racine de garance en poudre . . . . 2 gros.

Mêlez et partagez en doses du poids d'un scrupule.

On en donne tous les jours deux ou trois dans un peu d'eau sucrée. Ces doses sont déterminées pour de jeunes enfans. C'est surtout à la campagne, dans un air vif et pur, que l'on exécute ces traitemens. Cette poudre est très-usitée dans les hôpitaux de Vienne en Autriche. On nourrit en même temps les jeunes malades avec des viandes très-animalisées, telles que bœuf et mouton, et avec les bouillons qu'on en obtient. Je me rappelle avoir guéri dans la campagne de Lyon, un jeune enfant qui éprouvoit dans toutes les parties de son corps des traces de la dégénération rachitique, par ces poudres et les bouillons de corbeaux. Au bout de trois mois, la guérison n'étoit pas complète, mais très-avancée.

POUDRE

CONTRE LES AFFECTIONS STRUMEUSES.

Prenez Yeux d'écrevisses. . . . . 2 onces.
Succin . . . . 1 once.
Éthiops minéral . . . . 4 gros.

Mêlez pour une poudre à partager en soixante-quatre doses égales.

On en prend une d'abord, et par la suite deux par jour. On délaye chaque dose dans un verre d'eau sucrée.

POUDRE

CONTRE LES PALPITATIONS DE CŒUR, NÉES DE MALADIES ORGANIQUES OU DE NÉVROSES.

Prenez Feuilles de digitale pourprée en poudre. . . . . 8 grains.
Extrait gommeux d'opium . . . . . 4 grains.
Sucre, sur lequel on versera quatre gouttes d'huile essentielle de menthe poivrée . . . . 1 once.

Mêlez bien exactement et partagez en huit ou dix doses égales.

On en prend une tous les soirs, à l'heure du sommeil, dans un demi-verre d'eau. Le matin à jeun, on boit, en cinq ou six verres, une pinte de petit-lait clarifié et nitré, ou la même quantité de tisane de chiendent ou de réglisse nitrée également. Il paroît que Plenck employoit dans sa pratique, et contre les mêmes maladies, une méthode qui diffère peu de la nôtre (1).

(1) *Icones plantarum. Cent. VI et ultima.* Viennæ. Blumauer, 1794, in-folio, p. 10.

POUDRE CONTRE L'HÉMOPTYSIE (1).

Prenez Magnésie blanche (carbonate de magnésie) . . . . 4 gros.
Sang-dragon . . . . 2 gros.

Mêlez pour une poudre que vous partagerez en douze doses égales.

On prend une de ces doses dans un peu d'eau toutes les deux ou trois heures. On boit un verre de petit-lait clarifié par-dessus chaque dose.

POUDRE CONTRE L'HYDROPISIE (2).

Prenez Nitre purifié (nitrate de potasse) . . 4 gros.
Scille en poudre . . . . 1 gros.

Mêlez pour une poudre à partager en douze doses égales.

On en prend deux par jour dans un peu d'eau, et l'on boit par-dessus chaque dose un bouillon de navets, de cerfeuil et de cresson, au beurre frais.

---

(1) Ruef, *Consult. med.* Aug. Vind., 1777, p. 123.
(2) De Meza, *Armamentarium medicum.* Hafniæ, 1761.

POUDRE D'HANHEMANN

CONTRE LA SALIVATION MERCURIELLE (1).

Prenez Foie de soufre (sulfure de potasse) . . . . 4 scrupules.
Crême de tartre (tartrate acidule de potasse) . . . . . . 4 gros.

Mêlez bien exactement pour une poudre à partager en vingt-quatre doses égales.

On prend tous les jours trois de ces doses, une le matin, à midi et le soir, dans un verre ou dans un demi-verre d'eau sucrée. Je seconde l'effet de cette poudre, lorsque la salivation est considérable, par l'emploi de la tisane suivante :

Prenez une poignée de malt ou orge germée ; après l'avoir bien écrasée, faites-la cuire dans cinq demi-setiers d'eau jusqu'à réduction d'une pinte. Ajoutez dans la colature parfaitement refroidie dix à quinze gouttes d'acide sulfurique, ou depuis demi-gros jusqu'à un gros de liqueur anodine minérale d'Hoffmann (alcool éthéré). Sucrez convenablement.

Je ne connois pas de méthode plus prompte et plus efficace contre la salivation mercurielle. On ne doit point négliger aussi les gargarismes adoucissans.

---

(1) Voy. son ouvrage en allemand sur la maladie vénérienne. *Leipsick*, 1789.

POUDRE DE DE HAEN
CONTRE LE GOÎTRE (1).

Prenez Nihilum album	. . . .	4 onces.
Os de sèche	. . . .	de chaque 2 onces.
Coquilles d'œufs	. . . .	
Drap d'écarlate	. . . . . .	1 once et demie.

Faites brûler ensemble toutes ces substances dans un vaisseau fermé, et ensuite réduisez-les en poudre et les mêlez bien exactement.

La dose est de dix-huit grains deux fois par jour pour un adulte. On se purge le premier jour de la pleine lune avec du jalap et de la manne. Le lendemain, on commence l'usage de la poudre que l'on prend six jours de suite, aux doses et de la manière indiquée ci-dessus. On interrompt ensuite pour recommencer à la pleine lune suivante, de la même manière. Quelques malades guérissent dès les premiers six jours. Les goîtres les plus considérables résistent rarement à l'emploi de cette poudre pendant trois pleines lunes consécutives. Pendant qu'on en fait usage, on pratique des frictions sèches sur la tumeur. De Haën tenoit ce remède de Mensurati, célèbre médecin et

---

(1) *Rat. med.* Pars II, cap. XI.

professeur à Gratz en Styrie, qui avoit eu l'occasion, dans un pays couvert de montagnes, et où le goître est presque endémique, d'en éprouver un très-grand nombre de fois l'efficacité. Il paroît que cette poudre, dans deux cas très-graves observés à la Clinique de Vienne, ne trompa point l'attente de de Haën. Je l'ai employée quelquefois, et presque toujours avec succès ; mais elle a l'inconvénient d'éprouver beaucoup les malades. La dernière fois que je m'en servis, c'étoit dans l'automne de l'année 1808, pour une jeune actrice de Lyon, élève du Conservatoire, à laquelle un goître trop visible causoit sur la scène, malgré un talent remarquable, beaucoup de désagrement. Elle fut guérie à la seconde pleine lune ; mais cette fille, qui étoit assez grasse, paya sa guérison par la perte de son embonpoint. Je la revis quelques années après. Quoiqu'elle se portât parfaitement bien alors, elle avoit toujours été fort maigre depuis qu'elle étoit guérie. Je ne sais si la lune influe réellement sur l'opération du remède ; je ne force à cet égard la croyance de personne. J'ai rapporté fidèlement les prescriptions de de Haën, et je m'y suis conformé.

POUDRE DE FORDYCE

CONTRE LE CARREAU OU FIÈVRE HECTIQUE DES ENFANS, AVEC GONFLEMENT DU VENTRE (1).

Prenez Sel polychrestre (tartrite de potasse et de soude) . . . . 10 grains.
Rhubarbe . . . . depuis 3 grains jusqu'à 7.

Mêlez pour une poudre que l'on donnera à l'enfant tous les matins, dans un véhicule quelconque, pendant quatorze jours de suite.

On peut en continuer l'usage bien plus long-temps, et jusqu'à ce que la fièvre et le gonflement du ventre se soient entièrement dissipés.

Fordyce attribuoit une si grande vertu à cette poudre, qu'il pensoit qu'il eût dépendu de lui de faire une grande fortune, s'il s'en étoit réservé le secret. *Cui pulveri tantum tribuit*, dit Murray, *ut si arcanum habuerit, divitiarum conquirendarum aptissimum adminiculum futurum fuisse existimet.* Il paroît que Linné (*Amœn. med. vol.* 3, *p.* 228) attribuoit aussi à la rhubarbe une vertu particulière et spéciale contre l'atrophie mésentérique des enfans.

---

(1) J. A. Murray, *App. med.* T. IV, p. 402.

POUDRE DE JASSER

CONTRE LES MALADIES IMPÉTIGINEUSES (1).

Prenez Fleurs de soufre (soufre sublimé),
Antimoine cru (sulfate d'antimoine) . . . .
Nitre purifié (nitrate de potasse),
Iris de Florence . . . .
} de chaque 6 grains.

Mêlez pour une poudre.

On prend cette dose le matin à jeun dans un demi-verre d'eau sucrée. On la réitère le soir de la même manière. On continue longtemps.

POUDRE DE J. P. FRANK

DANS LES DIARRHÉES CHRONIQUES (2).

Prenez Ipécacuanha en poudre . . . . . . 2 grains.
Sucre sur lequel on aura versé deux gouttes d'huile distillée de noix muscade, 4 gros.

Mêlez bien exactement pour une poudre à partager en quatre doses égales.

On prend ces quatre doses dans les vingt-quatre heures, chaque dose dans un demi-verre d'eau sucrée. On continue ainsi pendant quinze ou vingt jours.

---

(1) Jos. Jac. Plenck, *Doct. de morb. cutan.* Viennæ. Græffer, 1781, p. 42.

(2) *De curand. hom. morb. Epitome.* Lib. V. P. II. *De profluv.*

POUDRE DE QUARIN CONTRE LE GOITRE (1).

Prenez Éponge de mer calcinée . . . . . . 6 gros.
Oleo-saccharum d'anis . . . . 4 gros.
Mêlez.

On prend trente grains de cette poudre dans un verre d'eau sucrée deux fois par jour, et l'on porte insensiblement la dose jusqu'à cinquante grains. Je préfère cette composition contre le goître à beaucoup d'autres plus connues, à cause de son extrême simplicité. Je fais recouvrir en même temps la tumeur avec un emplâtre de savon blanc. Il ne faut pas trop espérer de guérir les goîtres qui résistent à l'usage de cette poudre employée avec persévérance pendant cinq ou six mois.

---

(1) Voy. ma traduction des maladies chroniques de cet auteur à la page 124, et la note que j'ai ajoutée, page 125.

POUDRE DE STOLL

DANS LA SECONDE PÉRIODE DE LA PHTHISIE PULMONAIRE (1).

Prenez		
Prenez	Extrait de quinquina	de chaque 2 gros.
	——— de myrrhe	
	Sucre de lait.	2 onces.
	Sucre blanc	6 onces.

Mêlez.

La dose est d'une cuillerée à café trois ou quatre fois dans les vingt-quatre heures. On boit par-dessus chaque dose une tasse d'infusion des espèces vulnéraires, tiède et convenablement sucrée.

POUDRE DE WEDEKIND POUR LES DENTS (2).

Prenez		
Prenez	Calamus aromaticus.	de chaque 1 once.
	Poudre d'yeux d'écrevisses . . .	
	Cachou	4 gros.
	Huile de géroffle	12 gouttes.

Mêlez pour une poudre.

On se frotte les dents avec un peu de cette poudre deux ou trois fois par jour. Wedekind assure avoir obtenu de merveilleux effets de ce dentifrice, surtout contre la carie acide des dents, c'est-à-dire, contre

(2) *Pars quarta, Rat. medendi.* Viennæ. Græffer, 1789, in-8.°, pag. 119.

(2) *De morb. prim. viarum vera not. et curat.*, *p.* 69.

la carie provenant d'acides ou rapports aigres exhalés des premières voies.

POUDRE D'HÉVIN CONTRE LE GOITRE (1).

Prenez Fèves noires . . . . 8 onces.
Sucre candi. . . . . 4 onces.
Éponge de mer. . . . . 6 onces.

Faites torréfier toutes ces substances dans un vase de terre vernissé et fermé, et réduisez le tout en une poudre très-fine.

La dose est d'un demi-gros matin et soir, dans un demi-verre d'eau sucrée.

AUTRE POUDRE DU MÊME AUTEUR CONTRE LA MÊME MALADIE (2).

Prenez Poudre de coquilles d'œufs calcinés, 2 onces.
Oleo-saccharum d'anis . . . . 4 gros.

Mêlez pour une poudre à partager en doses du poids d'un gros ou de quatre scrupules chacune.

On prend tous les jours deux de ces doses, une le matin et l'autre le soir. Chaque dose doit être délayée dans un verre d'eau sucrée. Ce remède procure un flux abondant d'urines blanches et bourbeuses ; il cause aussi un peu de salivation.

---

(1) Pathologie. T. I, in-8.°
(2) Voyez le même ouvrage.

POUDRE D'HIRSCHEL,

CÉLÈBRE MÉDECIN JUIF, CONTRE LES RHUMES ET CATARRHES CHRONIQUES.

Prenez Sucre de lait . . . . 2 onces.
Gomme arabique . . . . } de chaque
Salep en poudre . . . . } 1 once.
Semences de phellandre (fenouil aquatique) . . . . 1 gros.

Mêlez pour une poudre dont on prend une cuillerée à café dans un verre d'eau sucrée, trois ou quatre fois par jour.

Lorsqu'on ne peut se procurer le phellandre ou fenouil aquatique, on lui substitue la masse des pilules de cynoglosse à la dose d'un scrupule. J'ai rencontré plusieurs pharmaciens qu'il falloit rassurer sur l'emploi du phellandre. Je n'en ai cependant jamais vu de mauvais effet, même à plus haute dose. Appartenant à la famille des ombellifères, cette plante n'en est pas moins suspecte, comme doivent l'être surtout les ombellifères aquatiques. Ce qui a pu augmenter cette méfiance, c'est l'erreur ou la méprise de quelques médecins et botanistes, qui ont confondu avec la ciguë aquatique ou vireuse le fenouil d'eau. Ceux qui emploient fréquemment cette dernière plante, trouveront extrêmement timide et modérée la dose d'un gros indiquée dans la formule ci-dessus.

POUDRE DIAPHORÉTIQUE (1).

Prenez Fleurs de soufre (soufre sublimé), 4 gros.
Camphre en poudre . . . . 1 scrupule.

Mêlez bien exactement pour une poudre à partager en douze doses égales.

On en prend une ou deux chaque jour dans une tasse de thé, ou d'infusion de fleurs de sureau, ou de pétales de coquelicot. Cette poudre est surtout très-efficace pour rappeler à la peau la gale et les diverses affections herpétiques imprudemment répercutées. L'usage des bains chauds seconde parfaitement bien les effets de cette poudre.

POUDRE DIGESTIVE DE KLEIN (2).

Prenez Tartre tartarisé (tartrite de potasse), 2 gros.
Rhubarbe en poudre . . . . . . } de chaque
Écorce d'orange. . . . . } 1 gros.
Huile de cajeput. . . . . 1 scrupule.

Mêlez bien exactement pour une poudre à partager en vingt-quatre doses égales.

On prend tous les jours deux ou trois de ces doses, chaque dose dans une tasse d'eau sucrée. Klein appeloit cette composition *solamen hypochondriacorum*. Bal-

(1) *Acta acad. Joseph Vindob.* Vindob., 1788.
(2) Baldinger, *De optima medicament. mixtione.*

dinger vante les heureux effets de cette poudre dont il assure qu'il faisoit un très-fréquent usage. Les malades en sont quelquefois légèrement purgés. L'élixir viscéral d'Hoffmann remplit à peu près les mêmes indications, mais ne purge point.

POUDRE DU DOCTEUR MARTIN LE JEUNE, MÉDECIN A LYON, CONTRE L'HYDROPISIE.

Prenez Crême de tartre (tartrate acidule de potasse). . . . . 1 once.
Nitre (nitrate de potasse) . . . } de chaque
Borax (borate de soude). . . . } 2 gros.
Poudre de digitale pourprée . . 1 scrupule.

Mêlez pour une poudre à partager en douze doses égales.

Le malade commence par une chaque jour ; il en prend deux ensuite, puis trois et même quatre. Chaque dose doit être délayée dans un verre de tisane quelconque.

POUDRE ÉMÉNAGOGUE DE TRONCHIN.

Prenez Cannelle en poudre . . . . 1 gros.
Crême de tartre (tartrate acidule de potasse). . . . . 3 gros.
Limaille de fer (fer pulvérisé) . . 4 gros.
Sucre en poudre . . . . 5 onces.

Mêlez.

On prend la valeur d'un dé à coudre de

cette poudre deux ou trois fois par jour dans un peu d'eau. J'en ai fréquemment obtenu les plus heureux effets pour rétablir les règles supprimées, ou pour les rendre plus abondantes et plus régulières.

POUDRE ESCARROTIQUE

CONTRE LES VÉGÉTATIONS INDOLENTES DE NATURE VÉNÉRIENNE.

Prenez Précipité blanc (muriate ammoniaco-mercuriel) . . . . 6 grains.
Magnésie blanche (carbonate de magnésie) . . . . 1 scrupule.
Sabine en poudre . . . . 1 gros.

Mêlez.

On met une pincée de cette poudre sur les végétations indolentes, tous les matins en se levant, et tous les soirs en se couchant. Il est rare qu'on soit obligé d'employer ce topique plus de quatre ou cinq jours. Je connois l'effet de ce remède par un nombre considérable d'essais qui ont tous réussi. On trouve dans Plenck (*Doctrina de morbis venereis*), sous le titre *de Aqua caustica pro condylomatibus*, un topique beaucoup plus composé, qui n'est pas sans utilité contre les mêmes végétations. Je me borne à l'indiquer ici; il est également recommandé par Swediaur.

POUDRE

POUDRE FÉBRIFUGE DE WICHMANN (1).

Prenez Ipécacuanha . . . . 1 scrupule.
Magnésie blanche (carbonate de magnésie) . . . . 1 once.

Mêlez bien exactement pour une poudre que vous partagerez en vingt-quatre doses égales.

On fait prendre au malade toutes les trois heures, une de ces doses dans une tasse de thé, ou d'infusion de pétales de coquelicot, ou de fleurs de camomille romaine. A cette dose, et dans cette combinaison, l'ipécacuanha ne produit pas le vomissement, mais seulement quelques nausées, et surtout une sueur abondante qui emporte la fièvre.

POUDRE LAXATIVE ET TEMPÉRANTE DE TRONCHIN.

Prenez Sucre en poudre . . . . 4 onces.
Crême de tartre (tartrate acidule de potasse) . . . . 3 onces.
Nitre purifié (nitrate de potasse), 3 gros.

Mêlez bien exactement.

On prend deux pleins dés de cette poudre dans un verre de petit-lait clarifié, à sept et à neuf heures du matin.

---

(1) Meyer, *Diss. de ipecacuanhæ refracta dosi usu*, page 34.

POUDRE PURGATIVE
DE CASIMIR MEDICUS (1).

Prenez Crême de tartre (tartrate acidule de potasse). . . . . 1 scrupule.
Magnésie (carbonate de magnésie) . . . . 2 scrupules.

Mêlez pour une dose à prendre tous les matins dans un verre d'eau de Selter, ou de Sedlitz, ou de Balaruc.

On continue cette poudre pendant quinze jours. Elle opère peu ou n'opère point par les selles les premiers jours. Mais vers le quatrième ou cinquième, elle donne ordinairement lieu à des évacuations alvines abondantes. Medicus l'employoit dans un grand nombre d'affections hypocondriaques. Je l'ai souvent ordonnée; mais j'en prescris deux ou trois doses tous les matins, à prendre par intervalles, chaque dose dans l'un des véhicules indiqués par l'auteur.

(1) Maladies périodiques. Traitement.

POUDRE RÉSOLUTIVE OU DIGESTIVE DE FINKE (1).

Prenez Calomel (muriate de mercure
doux) . . . . 3 grains.
Diagrède sulfuré . . . . 8 grains.

Mêlez pour une poudre à prendre tous les matins à jeun, plusieurs jours de suite.

J'ai maintes fois employé cette formule de Finke dans les embarras intestinaux et les engorgemens du foie. Elle provoque des selles bilieuses, souvent très-abondantes, que l'on augmente encore par la boisson des bouillons de veau. Cet effet purgatif garantit les glandes salivaires, et je n'ai jamais vu cette poudre employée plusieurs semaines de suite causer le ptyalisme. Dans les maladies bilieuses qui désolent les Européens sous les tropiques et sous la ligne, c'est le calomel, seul ou combiné avec divers remèdes, que l'on emploie avec succès pour les combattre. Aucune autre substance médicinale n'excite plus sûrement les secrétions hépatiques languissantes; et combien d'affections graves des organes les plus importans, ne fait-on pas cesser en

(1) *De morbis biliosis anomalis*, page 89.

augmentant l'action organique du foie! Deux ou trois fois, pendant une pratique de vingt ans, j'ai eu des épidémies de fièvre bilieuse à traiter, et aucune méthode thérapeutique n'a mieux répondu à mes vues que l'application des sangsues sur la région épigastrique, l'emploi de la poudre de Finke tous les matins, et une dose modérée d'opium, ou de sirop de pavot tous les soirs. Je ne me rappelle pas une seule fièvre bilieuse traitée de la sorte, qui se soit prolongée au-delà de quatorze ou quinze jours.

POUDRE RÉSOLUTIVE OU DIGESTIVE
DE JEAN-PIERRE FRANK (1).

Prenez Crême de tartre en poudre (tartrate acidule de potasse) . . . . 4 gros.
Tartre stibié (tartrite de potasse antimonié) . . . . 1 grain.

Mêlez bien exactement pour une poudre à partager en six doses égales.

Cette poudre a d'heureux effets dans les fièvres bilieuses et les embarras gastriques. Elle agit presque toujours par les selles, quand on sépare les doses par de grands intervalles.

(1) *Epitome*. Lib. I. *De febribus*.

POUDRE SÉDATIVE DANS LES NÉVRALGIES.

Prenez Camphre réduit en poudre impalpable avec suffisante quantité de liqueur anodine minérale d'Hoffmann, depuis deux gros jusqu'à quatre gros, et même jusqu'à une once.

Étendez cette poudre sur une couche épaisse de coton cardé, que vous appliquerez sur la partie douloureuse.

Dans les douleurs atroces de dents, on se trouve bien de tenir un morceau de camphre sur la dent malade ou dans son voisinage, ayant soin de cracher la salive au fur et à mesure qu'elle coule dans la bouche. Le camphre humecté par la salive ne fond pas; il devient au contraire plus dur et plus compact. On le crache ensuite.

POUDRE STOMACHIQUE.

Prenez		
	Racine de gentiane	de chaque 10 grains.
	Succin	
	Rhubarbe	4 grains.

Mêlez pour une poudre à prendre à dîner, dans la première cuillerée de soupe.

Je la prescris fréquemment pour prévenir les flatuosités dont les hypocondriaques sont tourmentés après les repas.

POUDRE TONIQUE ET STOMACHIQUE,

UTILE SURTOUT CONTRE LA CHLOROSE.

Prenez Quinquina en poudre. . . . . . } de chaque
Limaille de fer (fer pulvérisé), } 2 gros.
Cannelle en poudre. . . . . 1 gros.
Crême de tartre (tartrate acidule
de potasse). . . . . 4 gros.

Mêlez bien exactement pour une poudre à partager en vingt-quatre doses égales.

On en prend deux par jour, une le matin et l'autre le soir, dans un peu d'eau sucrée.

PURGATIF ACIDULE,

SPÉCIALEMENT UTILE DANS LES MALADIES BILIEUSES.

Prenez Pulpe de casse. . . . . } de chaque
Tamarins . . . . } 1 once.

Faites cuire dans seize onces de petit-lait clarifié, jusqu'à réduction de douze onces. Ajoutez dans la colature

Suc de citron . . . . 1 once.

Pour une purgation à prendre en deux verrées, mettant de l'un à l'autre l'intervalle d'une heure ou deux. On boit de la limonade pendant l'effet purgatif.

PURGATIF ANTILAITEUX.

Prenez Séné mondé. . . . . } de chaque
Sel de Glauber (sulfate de soude), } 2 gros.

Faites infuser dans une petite verrée d'eau bouillante. Ajoutez dans la colature

Manne en larmes . . . . 2 onces.
Sirop de chicorée composé. . . . . 1 once.

Passez encore, et dans la colature refroidie ajoutez deux ou trois gouttes d'essence d'anis.

Pendant l'effet purgatif, on boit des bouillons de cerfeuil et de beurre frais. J'emploie souvent ce purgatif dans les mêmes cas où le petit-lait antilaiteux de Weiss est recommandé. L'action de ces deux remèdes ne diffère pas essentiellement.

PURGATIF DE GRANT (1).

Prenez Tartre soluble (tartrite de potasse) . . . . 6 gros à 1 once.
Manne en larmes . . . . . 2 onces.
Eau de chicorée amère . . 20 onces.

Mêlez et faites fondre.

On prend cette purgation tous les jours, ou seulement tous les deux jours, en quatre verres, un verre à sept, à huit, à neuf et à dix heures du matin. On boit des bouillons

(1) Voy. Traité des fièvres. Maladies atrabilieuses.

de veau pendant l'effet du remède. Grant recommande particulièrement ce purgatif dans les affections hypocondriaques, dans l'atonie du foie, donnant lieu à la secrétion imparfaite de la bile, etc. Il le faisoit prendre pendant quinze jours de suite. Je l'ai souvent employé autrefois. Depuis que je connois les eaux minérales artificielles, j'en ai abandonné l'usage pour lui substituer l'eau de Sedlitz factice qui a l'avantage, non-seulement de purger beaucoup et sans coliques, par l'effet du gaz acide carbonique qu'elle contient en très-grande abondance, mais encore d'exciter une fluxion hémorroïdale, crise toujours salutaire dans l'hypocondrie.

PURGATIF DOUX D'ASTRUC (1).

Prenez Pulpe de casse. . . . . } de chaque
Sirop de chicorée composé. . . } 1 once.

Faites fondre dans huit onces d'une légère décoction de demi-gros de tête de pavot blanc.

Ce purgatif convient aux personnes faciles à purger, et dont les entrailles sont d'ailleurs fort irritables. On boit du bouillon de poulet pendant l'effet purgatif.

---

(1) *Tract. therap.* Genevæ, 1743, p. 23.

PURGATION VERMIFUGE.

Prenez Séné mondé . . . . depuis 2 jusqu'à 4 gros.
Mousse de mer. . . 1 gros.
Un citron coupé par tranches.
Manne . . . . 2 onces.

Pour une verrée d'eau bouillante; laissez infuser toute la nuit; coulez le lendemain matin.

Pendant l'effet purgatif, on boit du bouillon de veau, dans lequel on fait infuser ou cuire légèrement une poignée de feuilles de chicorée amère froissées et déchirées.

RÉGIME ANTIDYSSENTÉRIQUE DE BUCHAN (1).

Prenez la tête et les pieds d'un mouton couverts de leur peau; brûlez-en la laine au feu ou avec un fer rouge; ensuite faites bouillir jusqu'à ce que le bouillon soit réduit en gelée; ajoutez un peu de cannelle ou de macis pour lui donner un goût agréable.

On en prend une tasse avec un peu de pain rôti trois ou quatre fois par jour. Ces bouillons sont très-convenables dans la dernière période des dyssenteries, et lorsque la phlogose est dissipée. Ils ont guéri des

(1) Méd. domestique. II.e partie. C. 25.

personnes qui avoient inutilement employé la plupart des remèdes appelés astringens.

SACHET OU COLLIER POUR LE GOITRE.

Prenez Sel commun (muriate de soude), } de chaque
Sel gemme . . . . } 1 once.
Sel ammoniac (muriate
d'ammoniaque). . . . . 4 gros.

Mêlez.

On place ces substances entre deux linges cousus ensemble, et l'on fait sur le collier différens points d'aiguille en manière de carreaux, afin que le sel ne se rassemble pas en un seul paquet, et qu'il agisse également sur la surface du cou. On renouvelle ce sachet tous les cinq ou six jours. On en fait usage pendant deux ou trois mois. Il est rare que ce topique dissipe seul le goître; mais on prescrit en même temps quelques doses d'éponge de mer qui en seconde parfaitement bien l'effet.

SACHET RÉSOLUTIF,

EMPLOYÉ A L'HÔTEL-DIEU DE LYON, CONTRE LES TUMEURS BLANCHES DU GENOU.

Prenez Chaux éteinte . . . . 6 parties.
Sel ammoniac (muriate d'ammoniaque) . . . . } de chaque 1 partie.
Quinquina en poudre . . . . . . } de chaque 1 partie.

Mêlez bien exactement, et enfermez cette poudre dans un sachet que vous déposerez sur le genou malade.

La pratique de l'Hôtel-Dieu de Lyon est favorable à l'emploi de ces sachets contre les engorgemens froids du genou et des autres articulations.

SIROP ANTIVÉNÉRIEN

DU BARON DE SAINT-ILDÉPHONSE.

Prenez Alcool . . . . 2 gros.
Sublimé corrosif (muriate suroxidé de mercure) . . . . 15 grains.

Triturez ensemble jusqu'à ce qu'il ne reste aucune bulle apparente, et qu'il ne se fasse aucun dépôt. Amalgamez cette trituration dans

Sirop de capillaire . . . . 24 onces.

Mettez le tout ensuite au bain-marie jusqu'à ce que l'alcool soit évaporé.

La dose de ce sirop est d'une cuillerée

à bouche d'abord, et de deux ou trois ensuite, dans une pinte d'une forte décoction de racine de guimauve, à consommer dans le courant du jour. On prend le soir un looch blanc de Paris avec quatre gros de sirop de diacode. On se nourrit uniquement de lait pendant le traitement, qui produit en trois semaines ou un mois la guérison des maladies vénériennes les plus invétérées.

SIROP ASTRINGENT.

Prenez Racine de Lopez (*radix Lopeziana*, ou selon quelques auteurs *radix Lopez americana*). . . . . 1 once.

Après l'avoir coupée menu, versez dessus une pinte et demie d'eau bouillante ; laissez infuser sur les cendres chaudes pendant quarante-huit heures ; alors faites cuire à petit feu jusqu'à réduction de chopine. Passez au travers d'un linge, et ajoutez à la colature

Sucre . . . . 1 livre.

Faites bouillir une ou deux minutes.

La dose de ce sirop, pour un adulte, est au moins de six cuillerées par jour. Connue seulement en Allemagne, mais très-employée en Hollande, la racine de Lopez est à la fois un astringent doux et très-efficace, particulièrement utile contre les diarrhées chroniques. Son usage en Hollande remonte au temps de Gaubius, qui n'en parle dans ses *Adversaria* qu'avec les plus grands éloges. Elle n'est point inconnue en France, et l'on en trouve une analyse très-bien faite, par le pharmacien Josse, dans les Mémoires de la Société Royale de médecine, *tom. III* : mais il est déplorable, pour qui connoît sa vertu singulière contre les flux de ventre invétérés, qu'on se soit arrêté là, et qu'elle n'ait point passé parmi nous dans l'usage médical. J'ose croire, et ce n'est pas la vanité personnelle, mais bien plutôt l'intérêt de l'art qui me fait tenir ce langage, que je suis l'un des premiers médecins français qui en parlent d'après l'expérience pratique. Une maison de commerce très-connue, de cette ville, la même qui me procura le *Carex arenaria* du Brandebourg (voy. ma méthode pour guérir les maladies vénériennes invétérées, pag. 163 et suivantes), fit venir d'Amsterdam, pour m'obliger, plusieurs livres de la racine de Lopez, et cette provision s'écoula en moins d'un an par mes seules prescriptions. Je m'en suis réservé une ou deux onces, comme échantillon ; que je montre aux médecins étrangers passant dans notre ville, qui me font l'honneur de me visiter. Cette racine dure, sèche, ressemblant à un morceau de bois blanc, recouverte d'une écorce d'un jaune ocreux, épaisse de deux à trois lignes, n'a absolument aucune odeur ; elle est presque aussi sans saveur, et l'analyse chimique n'a pu y découvrir aucun produit bien remarquable. Murray s'exprime à peu près de la même manière à cet égard : *Nihil neque sensuum exploratione, neque chemico strutinio dicto detegitur, ex quo divinari possit egregia in sistendis alvi pertinacioribus profluviis efficacia.* Appar. med. Tome VI, page 166. Il me semble cependant que, mâchée avec attention, cette racine laisse dans la bouche une saveur légèrement styptique et amère, semblable à celle que produit la farine de salep mêlée avec une très-petite quantité de simarouba ; et si j'emploie cette comparaison, qui peut paroître singulière, c'est que j'ai souvent eu l'occasion de la vérifier, ayant maintes fois prescrit et avec succès ce mélange de simarouba et de salep contre les diarrhées opiniâtres.

On emploie plus convenablement encore

la racine de Lopez en poudre, en pilules ou en électuaire, qu'en sirop ou en décoction. La poudre se donne à la dose de quinze ou vingt grains à la fois, et l'on réitère cette dose trois ou quatre fois dans les vingt-quatre heures. La formule suivante offre une excellente manière de donner cette racine en électuaire.

Prenez Conserve de roses rouges. . . . } de chaque
——— de kinorrodon . . . . } 2 onces.
Racine de Lopez . . . . 2 gros.
Sirop de gomme arabique, quantité suffisante pour donner la consistance d'électuaire mou.

La dose est d'une cuillerée à café deux ou trois fois par jour.

On trouve dans Murray la formule suivante pour administrer cette racine en teinture, et cette forme peut trouver son emploi dans les diarrhées rebelles des vieillards avec abattement des forces et relâchement de tous les tissus.

Prenez Racine de Lopez . . . . . 1 gros et demi.
Esprit de vin . . . . 2 onces et demie.
Laissez en digestion; filtrez ensuite.

La dose de cette teinture est d'une cuillerée à café dans un véhicule convenable, trois fois par jour.

Si j'ai indiqué en première ligne la forme sirupeuse, ce n'est pas que je la préfère à celles qui ont été ensuite exposées ; mais c'est qu'elle est plus commode pour les enfans, chez lesquels on a si souvent l'occasion d'employer la racine de Lopez. La crainte de m'engager dans un article beaucoup trop long m'empêche de parler des combinaisons diverses qui ont été imaginées pour augmenter les vertus de cette racine. L'électuaire ci-dessus en offre un exemple ; et l'on rend son efficacité plus complète encore, en y incorporant, si rien d'ailleurs ne s'y oppose, deux grains d'opium.

SIROP ASTRINGENT
DE LA PHARMACOPÉE DE VIENNE (1).

Prenez Pétales de roses rouges sèches. . . . 1 livre.

Jetez dessus quatre livres d'eau bouillante ; après refroidissement, retirez les roses ; exprimez fortement pour en tirer une livre d'infusion ; ajoutez ensuite deux livres de sucre ; faites bouillir deux minutes ; retirez du feu ; laissez refroidir, et ajoutez

Esprit de vitriól (acide sulfurique étendu d'eau). . . . . 30 gouttes.

Remuez pendant demi-heure.

La dose n'est pas indiquée ; il est facile

(1) Voy. l'édition de 1765, in-folio.

de

de la déterminer d'après l'effet plus ou moins énergique que l'on veut produire. C'est un sirop astringent, qui doit avoir quelque utilité contre les hémorragies atoniques. Ce sirop n'est pas différent de celui que Weikart a proposé contre les flueurs blanches ; et ces deux formules sont une copie plutôt qu'une imitation de celle qu'employoit plus anciennement le savant médecin R. A. Fonseca.

SIROP CONTRE LA COQUELUCHE.

Prenez	Feuilles de pulmonaire fraîche. .	4 poignées.
	Racine de grande consoude. . .	de chaque 2 onces.
	Raisins de Calabre.	
	Racine de réglisse écrasée	3 onces.

Faites cuire dans une pinte et demie d'eau jusqu'à réduction de trois demi-setiers. Passez alors au travers d'un linge ; ajoutez vingt-quatre onces de sucre ; remettez sur le feu, et faites bouillir un instant.

La dose est d'une cuillerée à bouche cinq ou six fois par jour, surtout après les quintes de toux ; on ajoute à chaque cuillerée une goutte, ou deux, ou trois de baume de Tolu, ou de baume de soufre anisé.

SIROP
CONTRE LES CATARRHES PULMONAIRES (1).

Prenez Suc exprimé de choux rouges cuits dans de l'eau . . . . 1 livre.

Clarifiez avec le blanc de deux œufs et les coquilles ; ajoutez ensuite

Miel de Narbonne . . . . 1 livre.

Faites bouillir ; écumez et ajoutez

Safran pulvérisé . . . . 2 gros.
Sucre. . . . . 8 onces.

Faites cuire jusqu'à consistance de sirop.

On en prend une cuillerée à bouche cinq ou six fois par jour, et même plus souvent. J'ai quelquefois prescrit ce sirop aux individus foibles et délicats, qui sont désolés en hiver par l'habitude des affections catarrhales. On peut voir dans Morgagni (2), qu'il se préserva lui et les siens, pendant un grand nombre d'années, des fièvres catarrhales épidémiques qui régnoient tous les hivers à Padoue, en mangeant tous les soirs à souper une salade de choux cuits. (*Me meosque servavi ex quo in quotidiana*

(1) Recueil des secrets de Louise Bourgeois, dite Boursier, sage-femme de la Royne-Mère. *Paris.* Chez Melchior Mandière, 1635.

(2) *De sedibus et causis morb.* Epist. 13. 4.

hyemali cœna haud aliis herbis ad acetariam utimur quàm coctâ brassicâ). Le choux rouge est en grande réputation parmi les peuples du Nord, pour guérir le catarrhe pulmonaire ou pour en préserver. La formule qui sert de texte à ce commentaire, est une preuve qu'on l'employoit aussi, il y a près de deux cents ans, dans les mêmes vues.

SIROP DE CHICORÉE COMPOSÉ DE BALDINGER (1).

Prenez Suc exprimé et parfaitement clarifié

—— de chicorée amère	de chaque 6 onces.
—— de dent de lion	
—— de fumeterre	
Sucre.	1 livre.

Faites cuire jusqu'à consistance de sirop.

La dose est de trois ou quatre cuillerées à bouche dans les vingt-quatre heures, et l'on ajoute quelques grains de rhubarbe à chaque cuillerée.

Baldinger observe que ce sirop, préparé de la sorte, est bien plus efficace que celui qu'on obtient par le procédé ordinaire, en faisant cuire la rhubarbe. Cette racine perd

(1) *De opt. medicament. mixt.*

par la cuisson la plus grande partie de ses vertus.

SUCS EXPRIMÉS DES HERBES FRAICHES.

Un des remèdes que j'emploie le plus dans ma pratique, toutefois lorsque la saison en permet l'usage, c'est le suc exprimé des herbes médicinales récentes, de celles surtout qu'on appelle grasses (*succulentæ*). L'extrait de ces plantes conservé dans les officines, leur infusion, leur décoction, et toutes les préparations pharmaceutiques, par lesquelles on les tourmente pour en extraire les principes actifs qu'elles récèlent, sont bien infidèles si on les compare à leur suc exprimé. Pour conserver à ce suc toutes les vertus dont il est doué, je l'emploie brut, et seulement dépuré par un repos de quelques heures : car, s'il a le malheur de passer par le filtre des pharmaciens, ou par leurs autres moyens de clarification, c'en est fait du remède ; le médecin est trompé dans son plan thérapeutique, et le malade ne prend plus qu'une eau de végétation, toujours la même à peu de chose près, malgré les plantes diverses qui la fournissent.

Je prescris souvent de cette manière le suc exprimé de la dent de lion ou pissenlit (*Leontodon-taraxacum L.*). Aucune autre chicoracée ne fournit un suc aussi fondant, aussi résolutif; et c'est surtout dans sa fleur, et la tige qui la supporte, desquelles on exprime une liqueur blanche et résineuse, qu'il est contenu. Zimmermann le regardoit comme le meilleur fondant des tubercules pulmonaires ; je ne l'ai jamais employé contre la phthisie pulmonaire tuberculeuse; mais très-souvent contre l'atrophie mésentérique des enfans , et contre les engorgemens abdominaux qui accompagnent l'hypocondrie, ou qui succèdent aux fièvres intermittentes prolongées. Dans tous ces cas , c'est un remède admirable, pourvu qu'il soit administré à très-haute dose. Je commence par un demi-verre de table (environ trois onces), et j'augmente rapidement cette dose jusqu'à ce que le malade en prenne deux verres de table (environ douze onces) tous les matins. Je cesse alors d'augmenter, et je laisse le malade à cette dose pendant deux ou trois mois. Rarement j'ordonne ce suc pur ; je le prescris plus souvent mêlé avec du petit-lait, ou du bouillon de veau, ou un lait de poule. Cette dernière combinaison, quand les malades peuvent la supporter, est la plus salutaire. Le jaune d'œuf ajoute quelque chose à la vertu fondante du remède; on assure que, délayée dans l'eau, cette partie importante de l'œuf a quelquefois guéri, presque sans le concours d'aucun autre fondant, l'ictère et les calculs biliaires (1). Ces traitemens, quand on a le choix de la saison pour les suivre, réussissent mieux en avril, mai et juin, époque de l'année où le pissenlit jouit de toutes ses vertus. Plus tard, cette plante n'agit plus aussi efficacement.

Une autre plante très-riche en propriétés médicinales, et dont j'emploie souvent le suc exprimé, c'est le cerfeuil; mais c'est encore à très-haute dose qu'il le faut prescrire. Je suis ordinairement la formule suivante :

Prenez Suc exprimé de cerfeuil, 24 cuillerées à bouche.
Sel de nitre (nitrate de potasse), demi-gros.
Mêlez.

On prend tous les matins à jeun ce mé-

(1) Schwartz, *De curatione icteri maximè per vitellum ovi*. Jenæ, 1791. — Sœmering, *De concrementis biliariis*. Traj. ad Mœnum. 1795.

lange en quatre doses, une dose toutes les heures dans un verre d'infusion de réglisse, animée d'une petite quantité de vin blanc vieux. Il ne faut pas que la grossière ressemblance du cerfeuil avec la ciguë inspire la moindre crainte. Je n'ai jamais vu ces doses considérables causer le plus léger narcotisme ; je les ai souvent prescrites à des enfans de huit ou dix ans, pour dissiper l'anasarque qui suit la fièvre scarlatine, et jamais ces petits malades n'en ont éprouvé d'effet narcotique ; mais seulement un flux abondant d'urines que je cherchois à provoquer. Les deux formules suivantes peuvent servir de pendant à la nôtre ; la première est de Bouvart. (Voy. le Journal de Médecine, année 1782).

Prenez vingt-quatre cuillerées à bouche de suc de cerfeuil dépuré par résidence.
Le suc exprimé de cent cloportes.
Vingt-quatre grains de sel de genêt.
Mêlez.

A prendre en trois ou quatre doses dans les vingt-quatre heures.

On employa ce remède avec un succès apparent, pour M. de Baumont, archevêque de Paris, atteint d'une hydropisie de poitrine incurable.

AUTRE REMÈDE DE GEOFFROI
CONTRE L'HYDROPISIE.

Prenez Suc de cerfeuil . . . . 12 onces.
Terre foliée de tartre (acétate de potasse) . . . . demi-gros.
Sirop des cinq racines apéritives, 2 onces.
Mêlez.

A prendre en quatre doses tous les jours.

Quelques médecins assurent que le suc de cerfeuil à grande dose dans un bouillon d'écrevisses, est un puissant résolutif des engorgemens mésentériques. — Plenck vante l'efficacité du suc de la même plante, donné à grande dose, dans le petit-lait, pour guérir les dartres des mains que l'on bassine de temps en temps, pendant ce traitement, avec une solution saturnine légère.

Le suc exprimé de la grande ciguë (*Conium maculatum L.*) est aussi la plus sûre manière d'administrer efficacement cette plante dans les affections strumeuses où surtout elle convient. Cette herbe croît en abondance, à une grande hauteur, et presque toute l'année, aux environs de Lyon. La facilité de l'avoir fraîche, me porte à préférer son suc exprimé à son extrait et aux diverses préparations usitées dans les officines. Je fais commencer par une cuillerée à café, et l'on arrive peu à peu à une cuillerée à bouche que l'on prend dans un véhicule approprié. Il est rare que l'on puisse passer cette dose, si le suc n'est ni filtré ni clarifié, c'est-à-dire, si l'art du pharmacien ne lui a enlevé aucun de ses principes.

Je dois indiquer ici le suc exprimé de scille fraîche à la dose d'une cuillerée à café dans une tasse de thé, et l'on peut réitérer cette dose, toujours dans le même véhicule, deux ou trois fois par jour. C'est un excellent remède dans les affections catarrhales et asthmatiques habituelles, dans l'hydrothorax, la leucophlegmatie, etc. Aucun médicament ne soulagea plus que le suc exprimé de scille le grand Fréderic, dans l'hydropisie de poitrine à laquelle il succomba.

Il ne faut pas oublier, parmi les sucs exprimés des plantes fraîches, jouissant de quelques vertus, celui de la laitue de jardin (*Lactuca hortensis* ou *sativa*). C'est un des remèdes que j'emploie le plus dans les gastrites chroniques, après avoir fait précéder les dégorgemens sanguins. Le malade en prend d'abord quelques onces, et ensuite douze ou quinze en plusieurs doses chaque jour. On sucre convenablement ce suc, et on l'aromatise avec quelques gouttes d'eau de fleurs d'orange. Les bains tièdes et la diète blanche en secondent très-bien les effets.

Je terminerai cet article par l'exposition de la méthode qu'employoit Koempf (1) dans la préparation des extraits ou sucs épaissis des plantes résolutives, dont il faisoit, comme on sait, un fréquent usage dans une foule de maladies chroniques. C'est, après les sucs récens de ces plantes, la méthode qui en conserve le mieux les propriétés.

Il faisoit broyer les plantes fraîches qu'il vouloit traiter de cette manière, et, après les avoir arrosées avec un peu de vin, il les exposoit à la fermentation dans un vaisseau légèrement couvert et dans un endroit chaud. Il décidoit quelquefois la fermentation d'une manière plus sûre, en mêlant aux plantes broyées quelque ingrédient capable de la déterminer sur le champ. Lorsqu'elle étoit commencée, il ajoutoit à la masse suffisante quantité d'une infusion des

(1) Kortum, *Comment. de vitio scrofuloso*. Lemgoviæ, 1790. T. II, p. 71.

mêmes plantes préparée au vin, et quelques substances végétales, contenant le principe sucré en abondance, telles que raisins de Corinthe, chiendent, carotte, etc. Il exposoit le tout, pendant quelques heures, sur un fourneau chauffé avec modération; il en exprimoit ensuite le suc qu'il faisoit évaporer à consistance de miel. Tels étoient les extraits dont Koempf père et fils ont fait un si grand usage dans les affections hypocondriaques, et qu'ils employoient rarement seuls, mais le plus souvent combinés avec divers sels neutres; et c'est avec ces extraits, ainsi combinés et préparés, qu'ils composoient leurs pilules, leurs électuaires, leurs opiats, et surtout ces fameux lavemens viscéraux qui ont joui d'une si grande célébrité en Allemagne. Pendant de longues années, tous les gens riches dans le nord de l'Europe, atteints de maladies chroniques abdominales, accouroient à Hanover pour y être traités par les lavemens viscéraux, sous la direction même des inventeurs de cette méthode. Elle devoit produire d'heureux résultats dans la pratique, puisqu'elle a pour effet constant d'engorger les vaisseaux hémorroïdaux, et de déterminer une fluxion active sur le gros intestin, médication utile dans ces maladies, que nous obtenons plus sûrement encore par l'emploi réitéré du gaz acide carbonique, combiné avec un doux purgatif; mais la théorie par laquelle ses auteurs en ont embrassé les effets, est inexacte et fausse, pour ne pas dire absurde. Elle a été parfaitement jugée par Wedekind dans son savant ouvrage sur les maladies des voies digestives, couronné par l'Académie impériale des Curieux de la nature, que nous avons souvent cité. Il faut aussi lire ce qu'en a écrit Gramberg, médecin de l'évêque de Lubeck, qui obtint le second prix au même concours. (Voy. son ouvrage *De vera notione et cura morb. primar. viar comment.* Erlangæ, 1793, p. 152 et suivantes).

TABLETTES CONTRE LA CHLOROSE (1).

Prenez Limaille d'acier calcinée et
porphyrisée. . . . . 4 gros.
Cannelle en poudre . . . . 2 gros.
Sucre en poudre . . . . 4 onces.

Ajoutez un peu d'eau ; faites cuire en agitant sans cesse le mélange, et partagez en vingt-huit tablettes.

On en prend deux par jour, une le matin, et l'autre deux ou trois heures avant le souper. On s'abstient de toute espèce de fruit pendant l'usage de ce remède.

AUTRES TABLETTES CONTRE LA CHLOROSE.

Prenez Sucre blanc pulvérisé . . . . 4 onces.
Limaille de fer (fer pulvérisé) . . 2 onces.
Anis blanc pulvérisé . . . . 1 once.
Gomme adragant, quantité suffisante pour former soixante tablettes.

On en prend deux par jour, une le matin à jeun et l'autre le soir. On calme les douleurs abdominales qu'elles peuvent causer, en faisant concourir avec leur usage celui d'une tisane d'orge, ou de racine de guimauve, ou de chiendent, édulcorée avec

---

(1) *Louise Bourgeois*, Observations diverses sur la stérilité, etc. *Paris*, 1609, in-12.

le sirop d'orgeat. Ces tablettes ne diffèrent pas essentiellement des précédentes, elles sont seulement plus actives.

TABLETTES PECTORALES DE BARTHEZ (1).

Prenez Fleurs de soufre (soufre sublimé), 1 once.
Sucre . . . . 2 onces.
Gomme adragant . . . . quantité suffisante.

Partagez cette masse en tablettes du poids de douze grains.

On en prend une douzaine par jour. On boit par-dessus chaque tablette une tasse de la tisane suivante :

Faites cuire une once de santal citrin dans trois demi-setiers d'eau pendant un quart-d'heure. Coupez avec du lait, et sucrez.

On trouve des formules analogues dans la plupart des pharmacopées. Le nom de Barthez m'engage à distinguer surtout celle-ci.

---

(1) Consult. Éd. de *Marie St-Ursin*. T. 1, p. 10.

TABLETTES

STIMULANTES OU APHRODISIAQUES D'ASTRUC (1).

Prenez	Confection alkermès	2 gros.
	Ambre	de chaque 1 gros.
	Musc	
	Sucre	1 livre.

Faites, selon l'art, des tablettes ou pastilles du poids d'un scrupule chacune.

On en prend trois par jour, une le matin, à midi et le soir. On laisse fondre chaque tablette dans la bouche, et on l'avale peu à peu. J'ai connu un très-habile médecin qui avoit conservé dans un âge déjà avancé l'habitude de ces dangereux plaisirs auxquels il se livroit avec fureur dans sa jeunesse; ses forces ne suffisant plus à son courage, si je peux parler ainsi, il faisoit un fréquent usage des tablettes ci-dessus, dont il rendoit l'effet plus stimulant encore par l'addition de quelques grains de cantharides en poudre. Je ne conseille point à ceux qui auroient des raisons pour suivre son exemple, d'en user de la sorte. Il suffira, je crois, pour rendre la composition ci-dessus plus excitante, d'y ajouter deux

(1) *Tract. therap.* Genevæ, 1743, p. 79 et 80.

gros de sucre de vanille. J'entrai un jour dans l'officine d'un pharmacien de cette ville, au moment où il versoit sur une plaque de fer blanc une pâte propre à former des tablettes. J'appris qu'elles étoient destinées à un vieillard sexagénaire qui alloit épouser une jeune fille, et qui lui avoit demandé une composition aphrodisiaque où il n'entrât point de cantharides. Chaque tablette contenoit un quart de grain d'extrait de stramonium et suffisante quantité de sucre. Le prévoyant fiancé devoit en consommer une d'abord, et ensuite deux ou trois par jour. Je ne sais si ce traitement prophylactique répondit aux vues qui l'avoient fait entreprendre ; mais j'appris du pharmacien qu'ayant suivi la grande armée française en Allemagne dans les deux campagnes où notre pavillon flotta sur les murs de Vienne, il avoit vu quelquefois les médecins de ce pays prescrire l'extrait de stramonium comme un aphrodisiaque de premier ordre; et il ajoutoit que ces médecins étoient convaincus, par les récits de voyageurs dignes de foi, que les fameuses drogues excitantes des Persans, des Japonois et des Indiens, sont un mélange de stramonium, de semences

de

de chanvre, et d'une espèce de phallus, aromatisé d'ambre et de musc.

TEINTURE ANTISPASMODIQUE (1).

Prenez Assa-fœtida . . . . 1 scrupule.
Liq. de corne de cerf succinée (ammonique succinée) . . . . 1 once.

Mêlez et opérez une parfaite solution.

La dose est de dix à quinze ou vingt gouttes dans un demi-verre d'eau froide trois fois par jour. On a guéri une épilepsie avec ce seul remède.

TEINTURE ASTRINGENTE DE MEAD (2).

Prenez Rhubarbe . . . . 3 gros.
Gomme de gayac . . . . 1 gros et demi.
Gomme lacque . . . . 1 gros.
Cantharides contuses . . . . . 2 gros.
Cochenille. . . . . demi-gros.

Faites infuser dans une livre et demie d'esprit de vin rectifié (alcool à 15 degrés) ; coulez ensuite.

On prend depuis trente jusqu'à cinquante gouttes de cette teinture, dans un verre d'eau tiède, deux fois par jour.

Mead attribue à cette teinture la propriété

---

(1) Murray, *App. med.* Tom. 1, p. 365.

(2) *Monita et præcepta*, p. 156.

de supprimer, d'une manière sûre, les écoulemens chroniques du canal de l'urètre et du vagin. Il est certain que peu de remèdes peuvent lui être comparés dans les blenorrhées et les leucorrhées fort anciennes, comme une expérience souvent réitérée me l'a appris ; mais ce remède exige une extrême prudence dans son emploi, et il est nécessaire que le médecin même apprenne au malade à s'en servir, comme il devroit le faire pour tous les remèdes actifs qui se prescrivent par gouttes.

TEINTURE DE BAIL
CONTRE LES MALADIES CUTANÉES (1).

Prenez Camphre . . . . de 1 à 2 gros.
Teinture de cantharides . . . 4 gros.

Mêlez et faites fondre.

La dose est de quinze à vingt gouttes dans un demi-verre d'eau froide sucrée matin et soir. La plus sûre méthode pour préparer la teinture de cantharides est celle qu'indique Desbois de Rochefort (Cours élémentaire de matière médicale. Tom. II. Règne animal. Cantharides).

---

(1) New, *Practice of physic*. Chapitre des scrofules.

Prenez deux gros de poudre de cantharides ; faites-les digérer pendant vingt-quatre heures dans une chopine d'esprit de vin (alcool à 15 degrés) ; filtrez ensuite.

Quelques auteurs ont osé employer la teinture de Bail contre la dysurie.

TEINTURE DE STRAMONIUM D'HUFELAND (1).

Prenez Semences de stramonium
pulvérisées . . . . 2 onces.
Vin d'Espagne. . . . . 12 onces.
Esprit de vin (alcool à 15 degrés), 2 onces.

Laissez en digestion, à une douce chaleur, pendant trois ou quatre jours. Filtrez ensuite.

La dose est depuis six gouttes jusqu'à un scrupule dans un verre d'eau sucrée, ou dans tout autre véhicule qui paroîtra plus convenable.

C'est l'hypnotique par excellence ; il est supérieur, selon Hufeland, à l'opium lui-même. Rien n'est plus efficace que cette teinture pour calmer les douleurs atroces causées par le cancer de la matrice. Ce remède est aussi, comme nous avons déjà eu l'occasion de le dire, un puissant aphrodisiaque.

---

(1) Voy. son journal. Année 1803.

TEINTURE TONIQUE DE ROBERT WITH (1).

Prenez Kina en poudre . . . . 1 once.
Racine de gentiane . . . . } de chaque
Écorce d'orange. . . . . } 3 gros.

Versez dessus une livre d'eau-de-vie ; laissez infuser pendant six jours ; passez et conservez la colature.

La dose est d'une cuillerée à bouche dans un verre d'eau froide deux ou trois fois par jour.

TISANE ACIDE DE BALDINGER (2).

Prenez Crême de tartre (tartrate acidule de potasse), depuis 2 gros jusqu'à 4 gros.

Faites cuire dans une pinte et demie d'eau jusqu'à réduction d'une pinte, ayant soin d'agiter souvent la poudre qui tombe au fond du vase. Dans la colature, ajoutez le suc exprimé d'un gros citron et quatre onces de sucre.

Cette boisson est efficace dans les fièvres

(1) Maladies nerveuses.

(2) *Quùm verò cremor tartari non adeò facilè solvi queat ab humoribus nostris, et sæpè cardialgiam movisse visum sit, coquitur ex ingenti aquæ copia, et decocto pro sapore grato additur succus citri aut syrupus rubi idæi. Hoc remedio sæpiùs sanantur febres biliosæ, et hydrops à bile et spasmis originem habens.* (*Pharmacopæa Edimburgensis add. aucta ab Ern. God. Baldinger.* Bremæ, 1776, pag. 272 et 273).

bilieuses et les hydropisies qui proviennent du mauvais état des premières voies.

. . . . .

TISANE ACIDULE DE TISSOT (1).

Prenez Orge en paille bien lavée. . . . . . 2 onces.
Eau commune . . . . 5 livres.

Faites bouillir jusqu'à ce que le grain soit bien ouvert. Passez et ajoutez

Miel . . . . 1 once et demie.
Vinaigre. . . . . 1 once.

Cette tisane est une excellente boisson dans toutes les fièvres inflammatoires. La classe indigente surtout s'en sert avec avantage. C'est la tisane qu'on avoit adoptée à la Clinique de Montpellier en 1795, au commencement de toutes les maladies aigües, et lorsqu'on n'avoit d'autre but que de désaltérer les malades. On ne l'appeloit pas autrement que la tisane de Tissot.

---

(1) Voyez le formulaire de l'Avis au peuple, et celui de la fièvre bilieuse de Lausanne.

TISANE ADOUCISSANTE DE BOERHAAVE (1).

Prenez Fleurs d'althea . . . . 2 pincées.
Feuilles d'althea . . . . 1 poignée.
Racine d'althea . . . . 4 gros.

Faites cuire dans de l'eau pendant une heure. Ajoutez à la colature, qui sera d'une pinte et demie,

Sirop de diacode, depuis 1 once jusqu'à 2 onces.

Mêlez exactement.

On consomme cette quantité de boisson dans les vingt-quatre heures par petites tasses tièdes ou froides. Cette tisane convient surtout dans la néphrite, la cystite, etc.

TISANE ALCALINE DE MASCAGNI (2).

Prenez Sel de tartre (sur-carbonate de potasse) . . . . 2 gros.
Eau commune . . . . 2 livres.

Mêlez et opérez une solution parfaite.

On consomme cette boisson par petites verrées dans les vingt-quatre heures, et l'on édulcore chaque verrée avec une cuillerée à café de sirop de gomme arabique, ou

(1) Van-Swieten, *Const. Epid. Edidit Max. Stoll.* in-4.° Coloniæ Allobrog., p. 285.

(2) Bibliothèque médicale. Tom. XXV, pag. 88, et tom. XLIII, page 251.

de guimauve, ou de mou de veau. Ceux qui pourroient trouver excessive la dose de sel de tartre indiquée dans la formule ci-dessus, voudront bien remarquer que je ne propose point le sel de tartre du commerce qui est, dans toute la France, un sous-carbonate, mais que je prescris un sur-carbonate de potasse, c'est-à-dire, un carbonate de potasse sursaturé de gaz acide carbonique duquel l'on n'a aucune irritation dangereuse à craindre. Et tel étoit sans doute le sel de tartre employé par Mascagni; car cet auteur le prescrit à une dose quatre fois plus forte que la nôtre. On peut au reste substituer, avec un plus grand avantage encore, à la tisane ci-dessus, dans les villes de France où existent des manufactures d'eaux minérales, l'eau qu'on appelle alkaline gazeuse ou *sodawater*. Cette eau, qui n'est imitée d'aucune source, et dont on fait un grand usage contre le calcul et la gravelle en Angleterre, et surtout dans les États-Unis, se compose de la sorte :

Prenez Eau commune. . . . . 20 onces.
Carbonate de potasse . . . . . . 144 grains.
Acide carbonique, 5 ou 6 fois le volume.

Quelques manipulateurs préfèrent au carbonate de potasse le carbonate de soude, qui leur paroît moins actif et d'une préparation plus sûre (1).

Mascagni employoit la tisane formulée plus haut sous son nom, pour résoudre l'épanchement sanguin dans le tissu cellulaire du poumon qui est le principe de cette carnification, ou hépatisation, ou induration funeste, par laquelle se termine sou-

(1) Une note explicative est nécessaire ici, et sans elle on pourroit croire que ces mots : *Eau alkaline gazeuse ; tisane alkaline de Mascagni*, consacrent de fausses dénominations. Il semble, au premier aspect, que ces boissons ne soient que acidules, vu la grande quantité de gaz acide carbonique dont elles sont saturées. Leur vertu alkaline n'est cependant point douteuse, et elles méritent également bien ce nom, par lequel on les désigne plus particulièrement. Le carbonate de potasse du commerce et des pharmacies est un sous-carbonate, et celui qu'on obtiendroit à l'état de sur-carbonate, ou seulement de sel neutre, tendroit incessamment à devenir un sous-sel par le dégagement du gaz acide carbonique. L'on a donc dans les deux formules ci-dessus deux principes essentiels, bien évidens, bien manifestes : 1.° un sel avec surabondance d'alkali ; 2.° une grande quantité d'acide carbonique, soit libre, soit combiné avec l'eau. La même chose a lieu dans les eaux acidules naturelles de Châteldon, de St-Galmier, etc. Quoique le gaz acide carbonique y domine, le sel dont elles sont animées est un carbonate de soude, toujours à l'état de sous-carbonate. C'est ainsi que cette dénomination d'eau alkaline gazeuse est très-exacte, et, si elle avoit été fausse, comment MM. Paul et Tryaire l'auroient-ils employée dans leurs livrets, et comment d'habiles médecins chimistes, Nysten entr'autres, dans son Manuel médical, l'auroient-ils conservée ?

vent le *pneumonitis*. Il avoit été conduit par l'analogie à cette conduite thérapeutique, ayant maintes fois observé avec quelle facilité les alkalis et les substances alkalines dissolvoient *in vitro* les fausses membranes, les couennes phlogistiques et les concrétions albumineuses que l'on mettoit en contact avec eux. Les formules ci-dessus sont spécialement efficaces dans cette variété insidieuse du *pneumonitis*, si fréquente parmi nous, *in aëre gallo-lugdunensi*, qu'on appelle pneumonie par engouement, et que Haller nommoit plus exactement, selon moi, *pneumonia per transsudationem sanguinis* (1). Quelques vues théoriques, dont j'ai besoin de me rendre un compte plus sévère, me portent à croire que le sulfate de fer, employé en même temps que la tisane de Mascagni, ou que l'eau alkaline gazeuse, seroit un puissant résolutif des congestions passives du poumon dans une foule d'asphyxies chroniques, causées chez les vieillards par les maladies organiques du cœur.

(1) *Opuscula pathologica*. Obs. XVI et XVII.

TISANE ANTIVÉNÉRIENNE.

Prenez Salsepareille fendue. . . . . } de chaque
Tiges de douce-amère écrasées, } 1 once.
Racine de saponaire . . . . 2 gros.

Faites cuire dans six verrées d'eau jusqu'à réduction de quatre verrées ; ajoutez ensuite deux verrées de lait.

On prend cette boisson tous les jours en six verrées. On ajoute dans la première verrée, que l'on prend le matin à jeun, deux heures au moins avant le déjeûner, une cuillerée à bouche d'abord, et ensuite deux, de la mixture suivante :

Prenez Eau distillée . . . . 2 livres.
Sublimé corrosif (muriate suroxidé de mercure) . . . . . 15 grains poids foible.
Sirop de violettes. . . 2 onces.

J'ai guéri plusieurs véroles invétérées et très-opiniâtres, par ce seul remède continué pendant cinquante jours ou deux mois.

TISANE ANTIVÉNÉRIENNE DE PLENCK (1).

Prenez Salsepareille fendue . . . . . . 2 onces.
Écorce de mézéreon. . . . . . demi-gros.

Faites cuire dans une pinte et demie d'eau de fontaine jusqu'à réduction d'une pinte. Ajoutez dans la colature refroidie,

Liqueur de Van-Swieten, 1 cuillerée à bouche d'abord, et deux par la suite.

On consomme chaque jour cette quantité de boisson. On peut édulcorer chaque verrée avec un peu de sirop d'orgeat, ou de guimauve, ou de capillaire. Cette tisane, employée pendant un mois, a suffi seule pour guérir des maladies vénériennes invétérées, soit des os, soit de la peau, soit des ganglions lymphatiques.

TISANE APÉRITIVE
DE DESBOIS DE ROCHEFORT (2).

Prenez Petit-lait clarifié . . . . 1 pinte.
Nitre (nitrate de potasse) . . 1 scrupule.
Terre foliée de tartre (acétate de potasse) . . . . demi-gros.
Suc de bourrache . . . . 2 onces.

Mêlez.

A prendre dans le courant du jour, la plus grande partie le matin à jeun. Cette

(1) *Doct. de morb. vener.* Viennæ, 1787, in-8.°, p. 187.
(2) Cours élément. de mat. med. Art de formuler.

tisane est utile dans la jaunisse chronique, et même dans la jaunisse aiguë, lorsque la période inflammatoire est passée.

TISANE ASTRINGENTE DE CHAPTAL (1).

Prenez	Racine de grande consoude . .	1 once.
	Roses rouges ou de Provins . . .	1 pincée.
	Baies de kinorrodon.	n.° 12.
	Cachou	1 scrupule.

Faites bouillir dans une pinte d'eau pendant un quart-d'heure.

On boit cette tisane froide ; on adoucit chaque tasse avec un peu de sirop de coing ou de groseilles. L'auteur de cette formule est feu le docteur et professeur Chaptal, oncle du pair de France, ancien médecin de l'Université de Montpellier, souvent cité, et avec les plus grands éloges, par Sauvages dans sa Nosologie et ses autres ouvrages.

---

(1) *Barthez*, Consultations. Édition de *Marie St-Ursin*.

TISANE ASTRINGENTE
DE DESBOIS DE ROCHEFORT (1).

Prenez Gomme arabique. . . . . 2 gros.
——— adragant. . . . . 1 gros.

Faites cuire ensemble dans deux pintes d'eau jusqu'à réduction d'une pinte; ajoutez dans la colature

Sucre candi . . . . 2 ou 3 onces.

Cette boisson est avantageuse dans la plupart des hémophtysies.

TISANE ASTRINGENTE DE GOUAN (2).

Prenez Renouée ou traînasse (*centinodia* seu *polygonum aviculare*) . . . . 1 poignée.

Faites cuire dans cinq demi-setiers d'eau jusqu'à réduction d'une pinte. Ajoutez dans la colature

Acide sulfurique . . . . 15 gouttes.
Sucre en poudre . . . . 4 onces.

On consomme cette boisson par verrées froides dans les vingt-quatre heures. Elle est éminemment efficace dans les hémorragies passives. Le professeur Gouan a guéri par son usage, avec son collègue le professeur Fouquet, ce qu'il appelle un scorbut spontané, et que d'autres nomment un scorbut aigu, maladie qui n'est cependant

(1) Cours élémentaire de matière médicale. Art de formuler.

(2) Traité de botanique et de matière médicale. *Montpellier*, 1804, in-8.°, pag. 152 et suivantes.

point le scorbut, et qui a été décrite avec plus d'exactitude par Werlhof et Wichmann, sous le nom de *Morbus maculosus hemorrhagicus*. . . .

TISANE CONTRE LA GRAVELLE.

Prenez	Semences de lin concassées .	de chaque 1 pincée.
	Capillaire de Montpellier . . .	
	Mesembryanthemum cristallinum L.	

Faites cuire dans une pinte d'eau pendant un quart-d'heure. Ajoutez dans la colature

Carbonate de soude . . . . 1 scrupule.

On consomme cette tisane par petites verrées dans les vingt-quatre heures; on édulcore chaque verrée avec du sirop de gomme arabique, ou de guimauve, ou de tortue. Cette tisane peut être remplacée par l'eau alkaline gazeuse ou *sodawater*, qui est très-peu usitée en France, mais dont on fait une grande consommation en Angleterre, et surtout dans les États-Unis, ainsi que nous l'avons déjà dit (p. 407). On édulcore cette eau alkaline avec les mêmes sirops.

On trouve dans M. Gouan (Traité de botanique et de matière médicale, p. 192 et 193) la note suivante : « Toutes les plantes de ce genre, et surtout la glaciale

(*mesemb. cristallinum*), ont un suc très-abondant, peu acerbe ou fade, et seroient très-propres à faire tomber les callosités des ulcères, et remplaceroient les *semper vivum*, les *sedum*, etc. Par la combustion, ces plantes peuvent donner de la soude ».

TISANE ÉMULSIONNÉE DE BOERHAAVE (1).

Prenez Avoine égrugée . . . . 3 onces.
Amandes douces pelées . . . . 1 once.

Pilez les amandes et l'avoine dans un mortier, en versant dessus peu à peu une pinte et demie de décoction d'orge, ou d'eau de veau. Ajoutez ensuite

Sirop de violettes. . . . . 2 onces.
Eau de cannelle simple . . . . 4 gros.

TISANE ÉMULSIONNÉE ET CAMPHRÉE DE STOERCK (2).

Prenez Camphre . . . . 8 grains.
Nitre purifié (nitrate de potasse), 1 scrupule.
Semences de melon . . . . 2 onces.

Faites une émulsion avec suffisante quantité d'eau de fontaine. Dans la colature, qui sera de deux livres, ajoutez

Sucre. . . . . 2 onces.

Toutes les deux heures un verre. On

(1) *Mat. med.*
(2) *Præcepta med. pract. De variolis.*

ajoute à chaque verre, au moment de le prendre, quelques gouttes de suc de citron.

TISANE DE FOUQUET

CONTRE LA DYSSENTERIE.

Prenez Fleurs de bouillon. . . . . 1 petite poignée.

Faites cuire dans une pinte d'eau pendant demi-heure. Délayez dans la colature

Conserve de roses rouges. . . . . . 1 once.

Mêlez bien exactement.

Le professeur Fouquet prescrivoit souvent cette tisane, dans la salle de la Clinique de Montpellier, contre la dyssenterie et la diarrhée séreuse.

TISANE DE RIZ,

PROPRE A SERVIR D'ALIMENT DANS LA DYSSENTERIE (1).

Prenez Riz choisi et lavé. . . . . 2 onces.

Faites le cuire dans trois pintes d'eau jusqu'à réduction de deux pintes. Ajoutez, sur la fin de la décoction,

Beurre frais . . . . 1 once.
Sucre ou sel, selon le goût du malade, quantité suffisante.

On en donne une tasse ou petite verrée toutes les deux ou trois heures. C'est une

(1) *Maret*, Mémoire pour servir au traitement de la dyssenterie. *Dijon*, 1779.

imitation

imitation de la tisane d'orge d'Hippocrate, lorsqu'il se proposoit en même temps de nourrir et de désaltérer les malades.

TISANE DIURÉTIQUE.

Prenez Baies de genièvre concassées, 1 petite poignée.

Faites cuire dans trois demi-sctiers d'eau pendant demi-heure. Ajoutez dans la colature

Sirop de polygala de Virginie . . . 2 onces.
Vin blanc vieux. . . . . 8 onces.

C'est un excellent diurétique dans l'hydropisie atonique.

TISANE PURGATIVE DE BOERHAAVE (1).

Prenez Crême de tartre (tartrate acidule de potasse). . . . . 6 gros
Sel de prunelle (nitraté mêlé de sulfate de potasse) . . . . 2 gros.
Tamarins . . . . 4 onces.

Faites cuire dans une pinte d'eau pendant demi-heure. Ajoutez dans la colature

Sirop de violettes . . . . 2 onces.

On prend deux cuillerés à bouche de cette tisane toutes les demi-heures, jusqu'à ce que les évacuations alvines surviennent.

(1) Van-Swieten, *Cons. Epid. Ed. Maximil. Stoll.* Coloniæ Allobrogum, 1803, in-4.°, p. 364.

Par-dessus chaque dose, on boit un petit verre de bouillon de veau ou de poulet.

TISANE SUDORIFIQUE ET PURGATIVE
DU DOCTEUR RAST (1).

Prenez Salsepareille fendue . . . . 4 onces.
Eau pure . . . . 3 pintes.

Faites cuire ensemble, à très-petit feu, pendant deux heures. En retirant le vase du feu, ajoutez

Séné mondé . . . .
Sel d'Epsom (sulfate de magnésie) . . . . } de chaque 1 once et demie.
Racine de réglisse écrasée. . . . . . 4 gros.

Laissez infuser pendant vingt-quatre heures; coulez ensuite.

On prend un verre (environ six onces) de cette tisane en se couchant, un autre le matin à jeun, et un autre deux heures avant le dîner. On se tient chaudement. On observe un régime léger et adoucissant. On use de ce remède pendant vingt ou vingt-quatre jours.

Cette boisson est surtout utile dans le rhumatisme chronique, dans le rhumatisme goutteux sans fièvre. Je l'ai maintes fois employée, et toujours avec beaucoup de succès.

---

(1) De Haën, Haller, Tissot et Barthez ont consacré d'honorables souvenirs dans leurs ouvrages, à M. Rast, autrefois célèbre médecin à Lyon.

TOPIQUE OU EMPLATRE RÉSOLUTIF

DE M. LE DOCTEUR MARTIN LE JEUNE CONTRE LES LOUPES (1).

Prenez Emplâtre de grenouille avec le
mercure. . . . . 1 once.
——— de ciguë avec la gomme
ammoniaque . . . . 4 gros.
Mercure coulant . . . . 30 grains.
Minium (oxide de plomb au
medium) . . . . 2 gros.

Faites avec quantité suffisante de styrax liquide une masse à laquelle vous donnerez la consistance emplastique.

Avant d'employer cet emplâtre, on fait laver la partie malade pendant quinze jours, et plusieurs fois chaque jour, avec de l'eau saturée de muriate de soude. Cet emplâtre

(1) En trouvant, pour la troisième fois, sous sa plume, le nom très-distingué de M. Martin le jeune, l'auteur de cet ouvrage se sent presse d'exprimer sa reconnoissance à cet habile médecin, pour tous les procédés obligeans, pour tous les services désintéressés, pour tous les témoignages flatteurs d'estime et de considération qu'il a reçus de lui depuis l'année 1798, où il eut l'avantage de faire sa connoissance. Et quel homme, arrivé à ce qu'on appelle le terme moyen de la vie, pourroit ne pas compter avec joie vingt-deux ans de relations, toutes amicales, bienveillantes et affectueuses, avec un de ses semblables, supérieur dans l'art qu'il exerce lui-même honorablement!

est particulièrement résolutif des loupes qui surviennent dans le voisinage des articulations. C'est sur les loupes du genou qu'il opère avec le plus d'efficacité.

AUTRE TOPIQUE OU EMPLATRE FONDANT
DU MÊME CONTRE LA MÊME MALADIE.

Prenez		
Galbanum fondu dans le vinaigre,		de chaque 4 gros.
Noix de galle		
Vert de gris (oxide de cuivre) .		
Farine de froment. . .		de chaque 1 once et demie.
Résine de térébenthine,		

Faites, selon l'art, un emplâtre dont vous étendrez une couche épaisse sur un morceau de peau blanche à appliquer sur la tumeur.

On renouvelle l'emplâtre tous les huit jours seulement; on l'enlève tous les jours pour l'essuyer. Ce topique est beaucoup plus actif que le précédent ; il enflamme la peau et l'excorie même. Il convient mieux que le premier dans les loupes à kistes très-épais.

TROCHISQUES BÉCHIQUES

DE LA PHARMACOPÉE DE VIENNE (1).

Prenez Racine d'iris de Florence en
poudre . . . . 6 gros.
Amidon. . . . . 10 gros.
Sucre blanc . . . . 10 onces.
Mucilage de gomme adragant, quant. suffis.

Faites, selon l'art, des trochisques de grandeur ordinaire.

Ils sont éminemment propres à calmer la toux, et à corriger ce qu'on appelle, dans le langage vulgaire, les âcretés catarrhales de la poitrine.

VIN ASTRINGENT

DANS LES BLENORRHAGIES CHRONIQUES.

Prenez Blancs d'œufs frais. . . . . n.° 6.
Baume de Copahu . . . . 2 scrupules.
Vinaigre des quatre voleurs . . 2 gros.

On laisse tomber goutte à goutte le baume et le vinaigre sur les blancs d'œufs. On bat le tout ensemble, et on délaye le mélange qui en résulte avec

Vin blanc nouveau. . . . . 16 onces.

On prend ce vin blanc composé tous les jours en quatre petits verres, deux le matin et deux le soir. J'ai vu peu de chaude-

(1) Voy. l'édition de 1765, in-folio.

pisses chroniques, lorsqu'elles n'étoient point entretenues par des ulcérations dans le canal, qui n'aient pas cédé à ce remède employé pendant douze ou quinze jours.

VIN FÉBRIFUGE.

Prenez Quinquina en poudre	1 once.	
Petite centaurée pulvérisée	} de chaque 2 gros.	
Gentiane		
Corail		
Yeux d'écrevisses		

Faites infuser pendant vingt-quatre heures dans une pinte de vin blanc vieux, ayant soin d'agiter la bouteille fort souvent. Coulez le lendemain, à la même heure où l'infusion a commencé.

On prend cette bouteille en trois jours à raison de deux verres par jour. On mange un potage une heure après chaque verre, à moins que le prochain retour de l'accès ne s'y oppose.

VIN TONIQUE DE TISSOT (1).

Prenez Limaille d'acier	} de chaque 2 onces.
Quinquina jaune concassé	
Vin généreux	2 livres.

Infusez, coulez, et donnez-en deux onces le matin à jeun, et autant une heure ou deux avant le dîner.

(1) Voy. le formulaire de la fièvre bilieuse de Lausanne.

TABLE DES FORMULES.

CONTENUES DANS CET OUVRAGE.

A.

B.

C.

F.

G.

I.

J.

L.

O.

P.

V.

Fin de la Table.

www.ingramcontent.com/pod-product-compliance
Ingram Content Group UK Ltd.
Pitfield, Milton Keynes, MK11 3LW, UK
UKHW020152250726
13967UKWH00003B/1021

9 782012 464124